대한
평형의학회
공인도서

어지럼 전문가들이
쉽게 알려주는

어지럼증 바로알기

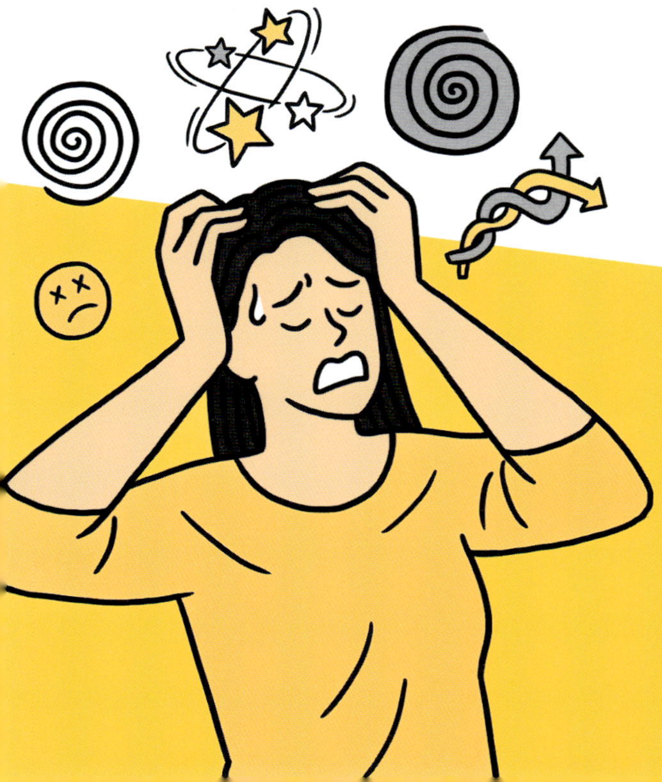

대한평형의학회

머리말

현기증은 일상생활에서 흔히 경험하는 현상으로 무심코 넘기기 쉽습니다. 하지만 서 있지도 못하는 어지럼이 생기면 뇌 질환이 생긴 것이 아닌지 혹은 증상이 반복되지 않을까 걱정이 앞서기 마련입니다. 의료정보는 넘쳐나고 접근할 수 있는 병-의원들은 많은데 정작 환자와 보호자에게는 어지럼에 대한 정확한 정보가 전달되지 못하는 안타까운 상황이 계속되고 있습니다. 오히려 왜곡되거나 진단을 지연시켜 환자의 불편을 초래할 수도 있습니다. 한편 학술단체나 국가기관 등에서 제공해 주는 정보는 정확하지만 어려운 말들로 가득합니다.

이에 대한평형의학회는 창립 20주년을 맞아 어지럼 환자와 보호자를 위해 진료실에서 충분히 전달되지 못한 사항들을 환자의 눈높이에 맞춰 정리한 책자를 발간하게 되었습니다.

이 책에는 불편함과 두려움을 동반하는 어지럼증 환자와 보호자들의 걱정을 조금이나마 덜어주고 싶다는 전문 의료인들의 마음이 담겨 있습니다. 한 문단, 삽화 하나하나에 평생의 노하우를 집약해 주신 모든 집필진에게 무한한 신뢰와 감사를 드립니다. 특히 짧은 기간에 쉽지 않은 미션을 수행해 주신 변재용 교수에게 진심 어린 박수를 보냅니다.

전문 의료인들의 노력의 결실이 어지럼 환자가 자기 병을 쉽고 정확히 이해하도록 함으로써 스스로 치료에 적극적으로 참여하는 데 도움이 되기를 바랍니다. 물론 이 책에 담긴 내용만으로 어지럼병을 치료할 수는 없습니다. 하지만 정확한 정보를 토대로 환자가 긍정적인 사고를 갖게 되고 거기에 전문 의료진의 관심과 도움이 더해진다면 어떤 어지럼도 함께 극복할 수 있으리라 확신하며, 감히 저희 노력의 일부를 여러분과 공유하고자 추천 드립니다.

대한평형의학회 회장

한규철

편찬위원회

편찬위원회

위원장

경희대 변재용

위원

가톨릭관동대 김민범	울산대 박지윤

집필진

인하대 김규성	가톨릭대 서재현	조선대 조성일
가톨릭관동대 김민범	한양대 명지병원 심대보	부산대 최광동
연세대 김성헌	경상대 안성기	부산대 최서영
건국대 김창희	한림대 이준호	부산대 최재환
계명대 김현아	을지대 이호윤	서울대 최정윤
울산대 박지윤	충남대 정성해	한림대 홍석민

감수진

가톨릭관동대 김민범	서울대 서명환	조선대 조성일
성균관대 김민범	가톨릭대 서재현	부산대 최광동
건국대 김창희	한양대 명지병원 심대보	부산대 최서영
계명대 김현아	한림대 이준호	부산대 최재환
울산대 박지윤	을지대 이호윤	하나이비인후과병원 추호석
경희대 변재용	충남대 정성해	한림대 홍석민

차례

어지럼 전문가들이 쉽게 알려주는 **어지럼증 바로알기**

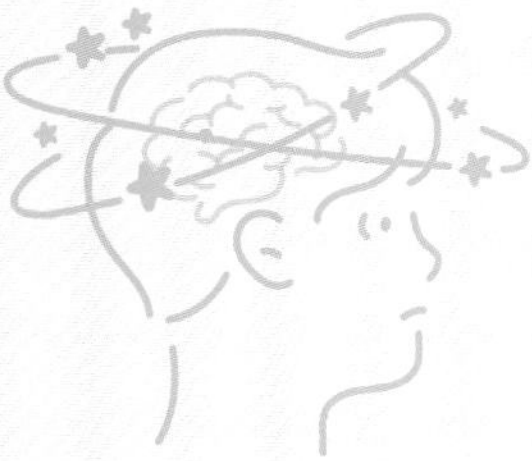

01

어지럼증이란 무엇인가요?

한림대 이준호

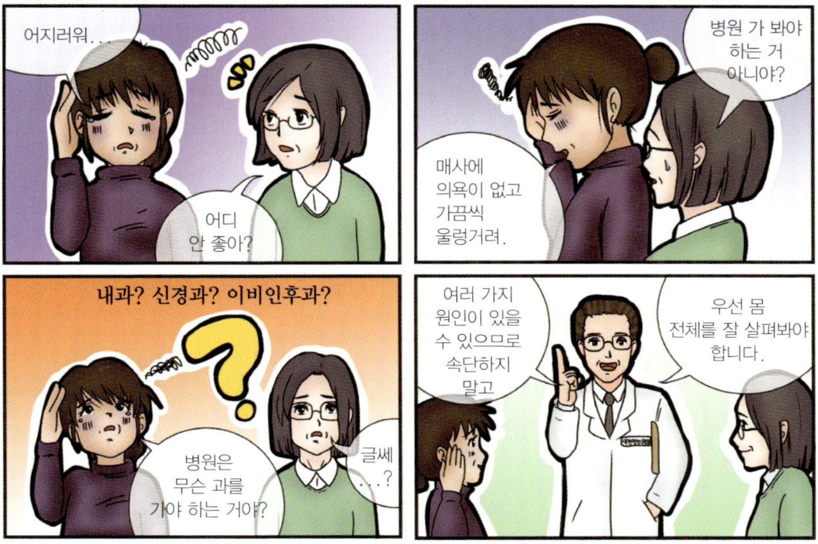
어지러워...
어디 안 좋아?
매사에 의욕이 없고 가끔씩 울렁거려.
병원 가 봐야 하는 거 아니야?
내과? 신경과? 이비인후과?
병원은 무슨 과를 가야 하는 거야?
글쎄...?
여러 가지 원인이 있을 수 있으므로 속단하지 말고
우선 몸 전체를 잘 살펴봐야 합니다.

많은 사람이 살아가는 동안 어지럼을 경험하게 되는데요, 특히 노인 환자에서 어지럼은 아주 흔하게 나타나는 증상입니다. 실제로 60세가 넘는 노인 중에서 50% 이상이 어지럼 증상을 자주 호소하며, 75세 이상 노인에서는 의사를 찾게 되는 가장 흔한 원인이 어지럼입니다.

이 같은 어지럼증은 일상 생활의 불편은 물론 중심을 잃고 넘어지는 낙상 사고 등 이차 안전사고의 위험을 초래할 수도 있습니다. 또한, 그 원인이 심각한 질병으로 인한 것일 수 있기 때문에 증세가 처음 나타났을 때 가능한 신속하게 대처하는 것이 중요합니다.
어지럼증의 원인은 매우 다양해서 쉽게 이해하기 어려운데요, 만약 가족 중 누군가가 반복적인 어지럼증을 겪고 있다면 가장 좋은 방법은 조기에 병원을 방문해 전문의의 도움을 받는 것입니다. 또한, 사전에 어지럼증의 원인과 증상에 대한 건강정보를 알아둔다면 많은 도움이 될 것입니다.

어지럼증이 뭔지 자세히 알고 싶어요

어지럼증이란 특정한 질병을 말하는 것이 아니라 평형(균형감각)에 이상이 발생해 나타나는 증상을 말합니다. 어지럼증을 사전에서 찾아보면 '눈이 아찔하고 어지러운 기운이 나는 증세'라고 하며, 서양에서는 '공간 감각과 안정적인 평형기능의 소실(*an impairment of spatial perception and stability*)'이라고 합니다. 의학적 관점에서 어지럼증의 원인을 간결하게 정의하면, '우리 몸의 평형을 담당하는 기능에 문제가 생기기 때문'입니다.

어지럼증의 원인을 살펴보면 이비인후과나 신경과적 질환, 정신적인 스트레스, 복용하는 약, 정상적인 생리적 반응에 의한 것에서부터 드물지만 빈혈이나 위장관 출혈 같은 내과적 질환에 이르기까지 매우 다양합니다. 그렇기 때문에 전문가가 아닌 이상 정확한 원인을 파악하기가 쉽지 않습니다.

어지럼증을 이해하려면 먼저 사람이 어떻게 균형을 유지하는지 알아볼 필요가 있습니다. 우리는 균형을 잡기 위해 매 순간 몸의 많은 부위를 활용하게 되는데요, 다양한 외부 환경 변화에 따른 공간감각 관련 정보가 입력되면 우리의 대뇌와 소뇌에서 정보를 분석하고, 이를 기반으로 척추와 눈의 움직임을 통해 반사작용을 일으켜 균형을 유지하게 됩니다(그림 1-1).

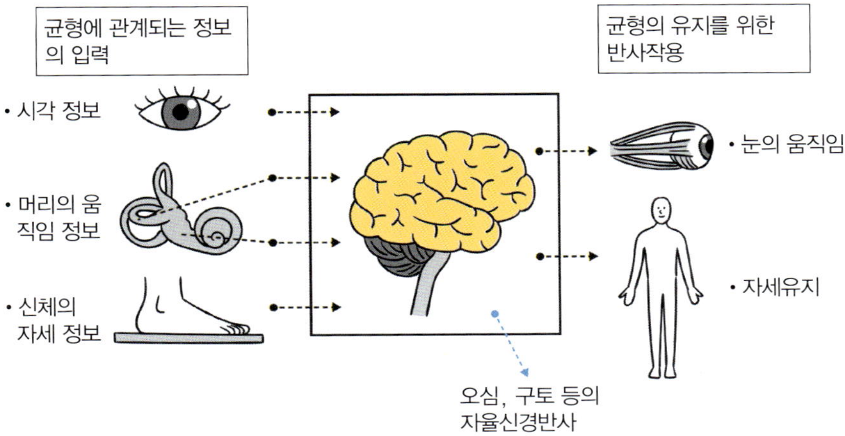

그림 1-1 균형 정보의 분석

이 같은 우리 신체의 반응을 조금 더 쉽게 설명하기 위해 '코끼리 코' 게임을 예로 들어보겠습니다. 우리가 코끼리 코 자세를 하고 제자리에서 빙빙 돌다가 멈추면 어지럼을 느끼게 됩니다. 이때, 어지럼을 느끼면서도 어느 정도 균형을 잡을 수 있는 것은 우리 귀의 달팽이관, 즉 전정기관이라는 곳에서 평형기능을 수행하고 있기 때문입니다.

즉, 회전운동을 하거나 직선운동(위아래 또는 앞뒤로 움직이는 것)을 할 때 전정기관이 이 정보를 뇌로 전달하고, 우리 뇌는 이를 분석해서 적절한 균형을 유지하도록 몸의 반사작용을 만들어 냅니다. 만약 사람은 가만히 있는데 주변 사물이 움직인다면 눈이 그 변화를 뇌로 전달하게 되고, 평평하지 않은 곳을 걷거나 물컹물컹한 곳을 걸을 때에는 발의 고유감각기관이 뇌에 정보를 전달함으로써 적절한 균형을 유지할 수 있도록 하는 것입니다.

그런데 만약 이러한 기능에 혼선이나 저하가 발생한다면 어떻게 될까요. 바로 그럴 때 어지럼증이 발생하게 됩니다. 그중에서도 '멀미'는 대표적인 어지럼증이자 많은 분들이 경험하게 되는 어지럼 증상인데요,

멀미를 경험할 때 어떤 사람은 '주위가 돈다'고 하고, 어떤 사람은 '몸이 돈다, 균형을 잡을 수 없다, 주위가 흔들린다, 현기증이 난다'고 표현하기도 합니다. 때로는 구토와 메스꺼움을 동반하는 것 때문에 '울렁거린다, 토할 것 같다'고 하기도 하며, '머리가 휭하다, 머리에서 무언가 빠져나가는 것 같다'고 표현하는 경우도 있습니다.

이 같은 증상의 멀미가 일어나는 원인은 눈과 귀에서 뇌로 보내는 평형 정보에 혼선이 발생했기 때문입니다.

우리 몸은 평소 달팽이관에서 뇌로 전해지는 정보와 눈에서 뇌로 전달되는 정보가 일치하는 상황에 익숙해 있습니다. 우리가 고개를 돌리는 동작을 할 때 달팽이관은 고개가 돌아가고 있다는 정보를 뇌로 보내고, 눈에서는 주변 환경이 돌아가는 것을 인식한 정보를 보냄으로써 뇌가 편하게 그 정보들을 받아들일 수 있는 것입니다.

자동차가 달릴 때도 마찬가지입니다. 귓속 전정 기관은 지속해서 몸이 앞으로 움직인다는 정보를 뇌에 보내게 됩니다. 그런데 만약 달리는 차 안에 있는 사람이 스마트폰을 보고 있다면 어떻게 될까요? 전정 기관은 몸의 이동 정보를 뇌에 보내고 있는데, 시각 기관은 정지 상태에 있는 스마트폰 화면 정보를 뇌로 보내는 상황이 발생하게 됩니다. 즉, 두 감각기관으로부터 서로 일치하지 않는 정보를 받은 뇌에서는 평형을 유지하는 기능에 혼선이 발생하게 되고, 그로 인해 우리 몸이 어지럼을 느끼게 되는 것입니다. 또한, 어지럼을 느낄 때 토할 것 같거나 토하는 등의 멀미 증상이 나타나는 이유는 평형 기능 불균형이 자율신경계의 이상반응으로 이어져 위장계를 자극하기 때문입니다.

이러한 멀미 증상은 아직 뇌가 성숙하지 않은 어린이들에게 더 쉽게 발생하며, 성인이 되면서 발생 빈도가 줄어들게 됩니다.

가상 체험(VR)을 할 때 어지럼을 느끼는 건 왜 그런가요?

최근 들어 우리 주변에 가상 체험(VR)을 할 수 있는 곳이 많아지고 있는데요, 가상 체험을 경험하신 분 중에는 멀미처럼 가벼운 어지럼증을 호소하는 경우가 많습니다. 그 원인 역시 역동적으로 움직이는 가상 현실을 체험하는 시각 정보와 정지해 있는 몸을 감각하는 전정 기관의 정보가 서로 다르게 뇌에 전달되기 때문입니다. 이때, 몸은 움직이지 않고 마우스나 패드로 가상현실 내 움직임을 명령하는 프로그램을 이용할 경우에는 기구를 타고 몸도 함께 움직이면서 체험하는 방식보다 더 심한 어지럼증을 느끼게 됩니다. 이는 모니터를 보면서 하는 레이싱 게임보다 고글 형태로 시야를 완전히 가리고 실제 환경처럼 구현한 게임을 할 때 더 심한 어지러움을 느끼는 사례와 비슷합니다. 모니터를 보며 레이싱 게임을 할 때는 시각이 모니터 내의 움직임과 주변의 정지 상태를 동시에 인식해 상대적으로 어지러움을 덜 느끼게 되는 것입니다.

한편, 가상 체험으로 인한 어지럼증은 체험을 지속하다 보면 뇌가 정보 불균형 상태에 적응하면서 일부 증세가 호전될 수도 있으며, 역으로 처음 체험할 때의 어지럼증 때문에 가상 체험에 대한 거부감이 생길 수도 있습니다.

어지럼증을 유발할 수 있는 질환에는 어떤 것들이 있을까요?

외부 정보를 뇌로 전달하는 우리의 귀, 그중에서도 내이의 전정 기관에 병이 생기거나, 시각정보가 이상해지거나, 고유감각계에 병이 생기면 우리는 어지럼증을 느끼게 됩니다. 또한, 정보를 분석하는 뇌에 뇌졸중 등 뇌질환이 발생하거나 피로, 과도한 자극, 약물 등으로 인해 신체의 정보 분석에 혼동이 왔을 때도 우리는 어지럼증을 느끼게 됩니다. 이처럼 평형을 담당하는 기능의 이상을 초래하는 원인은 생각보다 훨씬 다양하고 복잡합니다.

어지럼증을 겪는 분들이 가장 걱정하는 질환 중 하나가 뇌경색증, 중풍인데요, 뇌경색뿐만 아니라 뇌출혈, 뇌종양, 뇌염 등도 모두 어지럼증을 유발할 수 있습니다. 특히 뇌혈관 문제로 인식되는 편두통도 어지럼증을 유발하는 빈도가 매우 높게 나타나고 있습니다. 그 다음으로 생각할 수 있는 질환으로는 귀 안 달팽이관의 문제라고 인식되는 전정계 질환이 있습니다. 이 밖에 이석증을 비롯해 발생빈도는 낮지만 메니에르병, 전정신경염 등도 어지럼증을 유발할 수 있습니다.

아이와 성인, 노화의 과정에서 평형기능은 어떻게 달라지나요?

네발을 사용하는 동물은 대부분 태어난 직후 일어서거나 걸을 수 있습니다. 하지만 사람은 태어난 직후 누운 상태에서 고개나 표정, 손발을 움직이는 것 같은 가벼운 행동만 할 수 있습니다. 아기가 태어난 뒤 스스로 앉거나 일어서기까지는 약 육 개월에서 일 년 정도의 기간이 필요한데요, 아기가 몸을 움직이면 전정계, 시각, 근골격계 등 각 기관도 반응하게 되고, 몸의 움직임에 따라 각 기관이 어떻게 반응하는지를 뇌가 학습하는 데 충분한 시간이 필요하기 때문입니다. 특히 신생아 시기에 이루어지는 다양하고 반복적인 신체의 움직임에 대한 뇌의 학습을 통해 유아기 '평형'이 갖춰져야 비로소 일어나 앉거나 서서 걸을 수 있게 되는 것입니다.

물론 일어나서 걸을 수 있게 되었다고 평형 기능이 완전히 갖추어졌다고 할 수는 없습니다. 유아기와 아동기는 아직 뇌의 성장이 진행되고 있는 시기입니다. 따라서 여러 기관이 협력하며 평형을 유지하는 기능은 경험이 부족한 미성숙 단계라고 할 수 있으며, 많은 경험을 통해 뇌를 중심으로 평형 담당 기관들의 상호 관계가 완성되어 가면서 좀 더 정교한 운동 역량을 발휘할 수 있게 됩니다. 즉, 유아기에 갖추어진 기본 움직임에 대한 평형 기능이 아동기, 청소년기, 성인기를 거치면서 다양한 경험을 통해 더욱 완성된 기능을 갖게 되는 것입니다. 예를 들면, 새로운 운동을 처음 시작할 때는 기존에 경험하지 못한 특정 움직임에 대해 어지러움을 느끼지만, 훈련을 반복하다 보면 뇌에서도 익숙하게 받아들이게 되고 어렵지 않게 평형을 유지하게 됩니다.

노년기에 접어들면 뇌, 전정계, 시각, 근골격계의 기능이 모두 감소하게 되는데요, 노화로 인한 평형 기능 감소는 비교적 서서히 진행되기 때문에 신체가 자연스럽게 받아들여 적응하게 됩니다. 하지만 일시적으로 신체 기능에 변화가 발생할 경우에는 어지럼이라는 증상을 느낄 수 있는데, 이는 우리의 몸, 특히 기존 움직임에 맞춰져 있던 뇌가 감각기관에 발생한 일시적인 변화에 적응하지 못하면서 어지럼증이 발생하는 것입니다.

뇌, 전정계, 시각, 근골격계 중 하나 이상의 기관에 병이 생겼을 때도 어지럼증을 느끼게 되는데, 이때의 어지럼증은 지속적이거나 반복적으로 나타나며, 심한 불균형과 어지럼증을 초래하는 경우가 많습니다. 만일 이상을 느낀다면 진료를 받아보시는 것이 좋습니다.

평형 기관의 구조적 기능 문제 이외에 어지럼증을 유발하는 다른 원인도 있나요?

대표적인 것이 심리적 · 정신적 어지럼증과 약물 투여에 의한 어지럼증이 있습니다. 심리적 · 정신적 어지럼증은 극도의 스트레스를 받을 때 발생하는데요, 보통 순간적으로 평형 기능에 장애가 발생하며 어지럼 증세를 보입니다. 또한, 정신 질환인 불안증, 우울증, 신체화 장애

(정신적인 문제가 신체 증상으로 표현되는 질환) 등이 있을 때도 일부에서는 어지럼 증세가 나타날 수 있습니다. 이 같은 어지럼증은 감각기와 운동기가 뇌에서 서로 자연스럽게 연결되어야 하는데, 이 연결이 만성적인 심리, 정신적인 문제로 부자연스럽게 이루어지면서 발생하는 것으로 보고 있습니다.

어지럼증을 느끼면 보통 심리적 · 정신적인 원인은 배제하고 기질적인 문제가 있는지에 관심을 두게 됩니다. 병원 검사 결과는 정상이라고 나오는데, 정작 본인이 느끼는 어지럼증은 해결되지 않는 경우도 발생할 수 있습니다. 이럴 때는 심리적 · 정신적 요인에서 어지럼증의 원인을 살펴볼 필요가 있습니다.

일시적인 스트레스와 감정 기복은 누구나 경험하게 됩니다. 하지만 자신이나 주변의 스트레스가 지속하면서 심리적 불안 상태가 유지되다 보면 만성적인 어지럼증으로 나타날 수 있습니다. 만일 일시적인 어지럼증이 아니라 스트레스가 심할 때면 어지럼증을 느낀다거나, 지속해서 약한 어지럼증이 사라지지 않는다면, 내면의 스트레스와 심리적 문제점을 되돌아본 뒤 병원을 방문해 정확한 진단을 받아볼 것을 권합니다.

심리적 · 정신적 어지럼증 이외에 약물로 인한 어지럼증도 발생할 수 있습니다. 우리 사회는 고령화 사회를 넘어 초고령화 시대를 맞고 있습니다. 노령의 나이가 되면, 혈압, 당뇨, 고지혈증 같은 만성적인 질환이 발생할 가능성이 커지는데요, 이럴 경우 어쩔 수 없이 여러 약제를 만성적으로 사용하게 되는데, 그로 인한 약제 부작용으로 종종 발생하는 것 중 하나가 어지럼증입니다.

실제로 복용하는 고혈압약의 용량이 강한 경우 누워 있거나 앉아 있다가 일어날 때 일시적으로 뇌로 가는 혈액이 충분치 못한 상황이 발생하면서 어지럼증을 느낄 수 있습니다. 그 외에도 치매약제, 정신안정제, 알레르기 약제, 항생제 같은 약제가 일부 어지럼증을 유발할 수 있습니다. 투약하고 있는데 반복적으로 어지럼증이 느껴진다면 주치의와 상의해 약제를 조정해 볼 필요가 있습니다.

특정 질병이 없어도 나이가 들면 어지럼증을 느끼게 되나요?

60세 이상이 되면 절반 가량이 어지럼증을 느끼게 됩니다. 이러한 현상은 앞서 설명한 것처럼 평형을 담당하는 기관인 눈, 귀, 근골격계(고유 수용성 감각: *proprioception*) 및 뇌의 기능이 전반적으로 떨어지게 되기 때문입니다. 특히 과거에 백내장처럼 여러 평형 기관에서 기능 저하로 인한 질환이 있었다거나, 노령으로 인해 지속해서 약제를 복용하고 있다면 만성적인 어지럼증을 겪게 됩니다.

이때는 먼저 각 평형 기관을 확인해 이상이 발견되면 치료를 해야 합니다. 만일 평형 기관의 문제를 해결한 뒤에도 어지럼증이 지속한다면, 떨어진 기능을 최대한 관리하는 방식으로 어지럼증을 해결하게 됩니다. 예를 들면 낙상 등의 사고 예방을 위해 여러 보호장비를 착용하고, 지속적인 재활 훈련을 통해 어지럼증을 최소화하려는 노력이 필요합니다.

어지럼증으로 병원에 가면 어떤 과에서 진료를 받아야 하나요?

어지럼증의 원인은 여러 가지가 있기 때문에 증세에 맞는 진료와 치료가 이루어져야 합니다.

소화기관의 이상으로 인한 메슥거림이나 구토 증세 등은 어지럼증을 일으키지는 않습니다. 하지만 오심과 구토, 어지럼증을 같이 느낀다면 이비인후과나 신경과의 어지럼 전문의에게 진료를 보시는 것이 좋습니다. 특히 심각한 두통이나 마비 등 신경학적 증상을 동반한다면 신경과 진료를, 귀에서 소리가 나거나 귀가 먹먹해지면서 어지러움을 느낀다면 이비인후과를 방문해 진료를 받아볼 것을 권합니다.

어지럼증도 예방할 수 있나요?

일부 질환이 발생했을 때에는 빠른 회복을 위해 준비된 평형 기능을 유지하는 것이 중요합니다. 준비된 평형 기능을 유지하기 위한 방법으로는 운동을 적극적으로 권합니다. 특히, 노령에 따른 어지럼증을 예방하려면 꾸준한 운동으로 몸의 평형 기능을 항상 활성 상태로 유지하는 것이 좋습니다.

지속적인 운동은 평형 기관에 자극을 주고, 평형 기관들과 뇌의 상호작용을 지속해서 유발하며, 평형 기관뿐만 아니라 다른 감각기관들의 활성화에도 도움을 줍니다. 뿐만 아니라 꾸준히 운동을 하면 비만 문제나 혈관 문제는 물론 심리와 정신적 문제 해결에도 큰 도움을 받을 수 있으며, 우리 몸의 전체 평형을 100세까지 건강하게 유지하는 데 많은 도움이 됩니다.

02

어지럼은 왜 생기나요?

서울대 **최정윤**

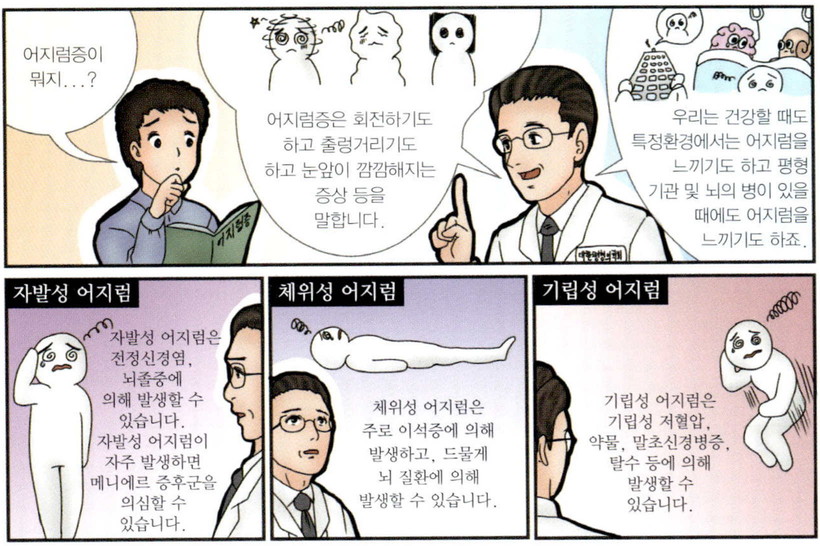

어지럼증은 누구나 경험하게 되는 흔한 증상이지만 어지럼증이 왜 생기는지에 대해 아는 사람은 많지 않은데요, 어지럼증은 왜 생기는 것이며, 어지럼증에는 어떤 종류가 있는지 알아보도록 하겠습니다.

어지럼이 생기는 이유는 무엇 때문일까요?

사람에게는 시각, 촉각, 미각, 청각, 후각이라고 불리는 오감이 있습니다. 오감은 우리가 일상생활 속에서 감지하는 빛, 소리, 압력, 화학적 자극 등을 뇌로 전달해 인식하게 해 주는 기능을 합니다. 이때, 우리는 오감 이외의 다른 감각들을 여섯째 감각(*six sense*)이라고 기술하는 경우가 있는데요, 그중 한 가지가 평형감각입니다.

평형감각은 일상 활동 중에 발생하는 이동을 느끼게 해주는 감각을 말하는데요, 공간 내에서 이동은 필수적으로 위치와 속도의 변화를 발생시키게 됩니다. 이때 이동 과정에 발생하는 위치와 속도에 대한 변화 정보를 뇌로 전달해 주는 감각이 필요하며 우리 신체에서 그러한 기능을 담당하는 감각을 평형감각이라고 합니다. 하지만 평소에는 대부분 평형감각을 느끼지 못하는데요. 이는 정상적인 이동 과정에서 발생하는 공간과 위치에 대한 평형감각 정보가 뇌의 예측과 정확하게 일치하기 때문입니다.

우리가 느끼는 어지럼은 바로 이 평형기관에서 문제가 발생했을 때 나타나는 증세인데요, 평형기관에서 전달되는 속도와 위치에 대한 정보가 우리 뇌의 예측과 다르면 어지럼증이 발생하는 것입니다. 예를 들면, 우리 신체가 회전하는 상황을 상상해 봅시다. 여러분은 회전이 이루어지고 있을 때 어지럼증을 느끼나요? 아니면 회전이 멈추고 나서 어지럼증을 느끼나요? 아마도 대부분 회전이 멈추고 난 뒤에 어지럼증을 느끼게 될 것입니다.

왜 그런 것일까요?

신체가 회전하는 동안에는 우리의 뇌가 회전을 예측하고, 평형기관은 회전 속도를 우리 뇌에 전달하게 됩니다. 따라서 회전이 이루어지고 있는 동안에는 전달된 감각 정보와 뇌의 예측이 일치하게 됩니다. 반면 회전이 멈추면 뇌는 정지상태를 예측하게 되는데, 평형기관은 회전

속도를 일정 시간 동안 계속 전달하는 현상이 발생합니다. 이때 예측과 전달 감각 사이의 정보가 서로 불일치하면서 우리는 계속 회전하는 듯한 어지럼증을 느끼게 되는 것입니다.

이처럼 건강한 사람도 특정 상황에서는 어지럼증을 느낄 수 있습니다. 앞의 사례처럼 회전을 지속할 때, 차를 타고 이동할 때, 트레이드밀(런닝머신) 운동을 하고 난 후 등을 비롯해, 복잡한 시각 자극이 있을 때도 어지럼을 느낍니다. 이는 우리 뇌와 평형기관이 일상에서 생활하는 공간에 맞춰 그 기능을 수행할 수 있도록 가변적으로 동작하기 때문입니다. 따라서 질병 등으로 신체의 균형이 흐트러질 경우 일상생활에서 발생하는 자극을 평형기관이 부정확하게 해석하거나, 뇌가 잘못 인식하면서 어지럼을 느끼게 됩니다.

어지럼증에도 종류가 있나요?

어지럼은 양상에 따라 회전어지럼, 선형어지럼으로 구분할 수 있는데요, 두 가지가 따로 있을 수도 있고, 같이 존재하기도 합니다. 예를 들면 똑바로 서서 회전하고 멈추는 경우는 회전어지럼을 느끼고, 트레이드 밀이나 트램펄린 운동을 하고 난 후에는 선형어지럼을 느끼는 경우가 많습니다. 코끼리 코 놀이는 회전하는 동작과 머리를 숙이는 동작이 섞여서 회전 및 선형어지럼을 모두 느낄 수도 있습니다. 하지만 이와 같은 구분이 질병을 예측해주지는 않습니다.

반면, 특별한 자세 변화가 없는 상태에서 강한 어지럼이 발생할 경우를 '자발 어지럼'이라고 하는데요, 이럴 경우에는 전정신경염이나 뇌졸중을 의심해 볼 수 있습니다. 눕거나 고개를 숙일 때, 혹은 돌아누울 때만 어지럼이 발생하는 경우에는 '두위형 어지럼'이라고 합니다. 이석증이 대표적인 경우이며, 드물게 뇌 질환에 의해서도 두위형 어지럼이 발생할 수 있습니다. 어지럼이 20분에서 24시간 정도 갑자기 생겼다가 호전되고, 며칠에서 몇 개월 간격으로 재발할 때는 메니에르 증후군 등을 생각해 볼 수 있습니다. 앉았다가 일어날 때, 또는 누워 있다가 일어날 때 발생하는 어지럼은 '기립성 어지럼'이며, 기립성 어지럼은 기립성 저혈압, 수분 부족, 말초신경병증, 전립선 및 혈압약 복용, 근육량 감소에 의해서 발생할 수 있습니다.

다양한 질환에 의한 어지럼이 특정 환경에서 더 심해지는 경우도 있는데요, 어떤 어지럼 질환은 운동을 하거나 과호흡을 하는 경우, 스트레스를 받거나 기압변화가 있을 경우, 짜거나 매운 음식을 먹을 때 악화할 수 있습니다.

이 밖에 심한 어지럼은 없으나 경미한 어지럼이 멀미와 두통을 동반하고 3개월 이상 지속할 때는 소뇌기능장애, 지속체위지각어지럼, 양측전정병증 등을 고려해 볼 수 있습니다. 특히 '지속체위지각어지럼'은 다양한 어지럼 질환 후 평형기관은 회복되었음에도 어지럼증이 지속하는 경우로 유병률이 높으며 삶의 질을 많이 떨어뜨립니다. 따라서 어지럼증은 초기에 적절한 진단과 치료가 매우 중요합니다.

03

이석증은 어디에서 왜 생기나요?

연세대 김성헌

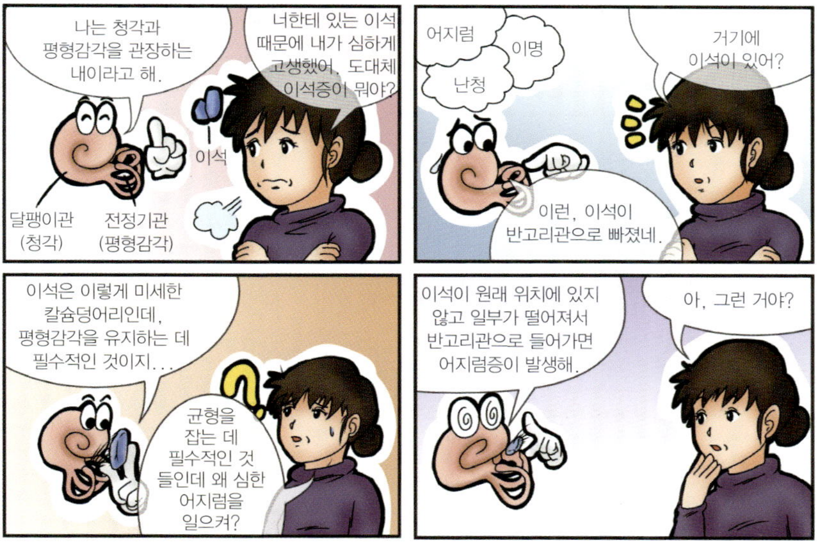
나는 청각과 평형감각을 관장하는 내이라고 해.
너한테 있는 이석 때문에 내가 심하게 고생했어. 도대체 이석증이 뭐야?
이석
달팽이관 (청각)
전정기관 (평형감각)
어지럼
이명
난청
거기에 이석이 있어?
이런, 이석이 반고리관으로 빠졌네.
이석은 이렇게 미세한 칼슘덩어리인데, 평형감각을 유지하는 데 필수적인 것이지...
균형을 잡는 데 필수적인 것들인데 왜 심한 어지럼을 일으켜?
이석이 원래 위치에 있지 않고 일부가 떨어져서 반고리관으로 들어가면 어지럼증이 발생해.
아, 그런 거야?

우리 귀에는 평형을 잡아주는 역할을 하는 '이석'이라는 것이 있는데요, 본래의 위치에 있을 때는 평형을 잡아주는 중요한 역할을 하지만, 제 위치에서 벗어났을 때는 오히려 심한 어지럼증을 일으키기는 요인이 되는 '이석'과 '이석증'에 대해 알아보도록 하겠습니다.

'이석'이란 무엇인가요?

'이석'은 우리 귀 안에 정상적으로 존재하는 미세한 탄산칼슘 덩어리라고 이해하면 되는데요, 이석이 왜 귀 안에 존재하는지를 알려면 먼저 사람의 귀가 어떻게 구성되어 있는지를 간단히 알아야 합니다.

그림 3-1에서 보시는 것처럼 사람의 귀는 제일 바깥쪽 귓바퀴와

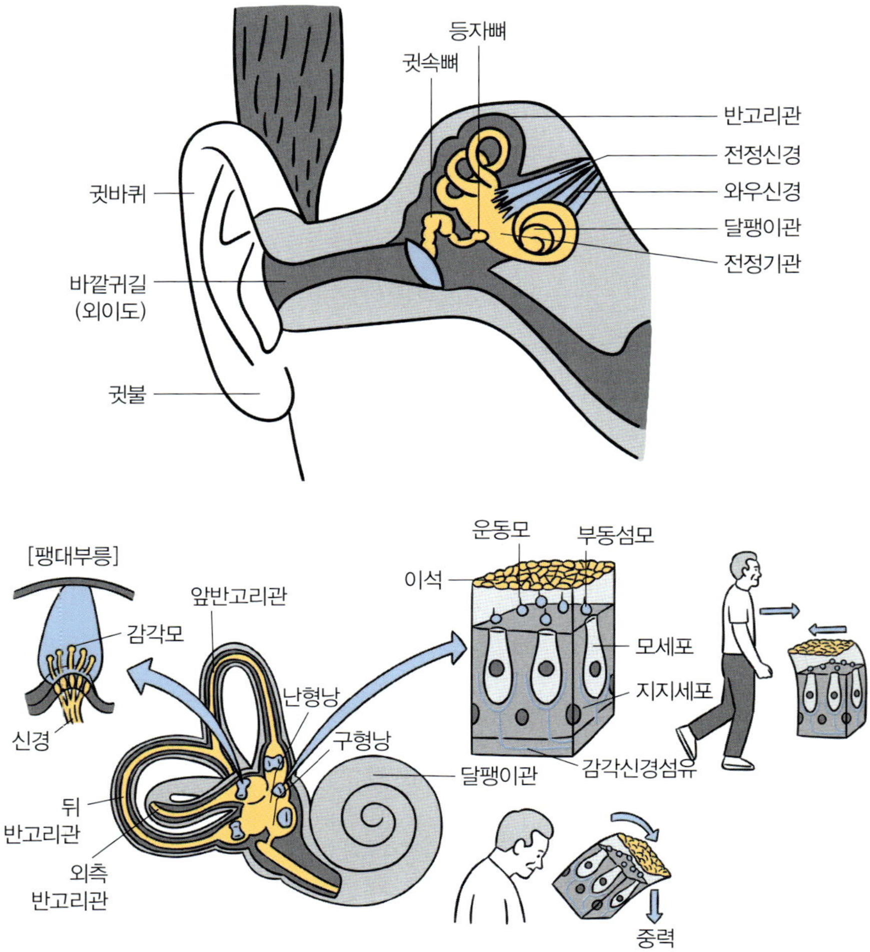

그림 3-1 귀의 구조

귓구멍(외이도)으로 구성된 '외이', 고막과 소리를 전달하는 뼈가 붙어 있는 고막 안쪽 공간인 '중이', 그리고 중이보다 더 안쪽에 단단한 머리뼈로 둘러싸여 있는 달팽이관과 평형기관(전정기관)으로 구성된 '내이'로 이루어져 있습니다. 내이의 달팽이관은 소리를 듣는 역할을 하는 곳이고, 전정기관은 우리 몸의 균형을 잡아주는 역할을 하는 곳이며, 내이의 구조물 내부는 내림프액이라는 액체로 채워져 있습니다.

전정기관을 조금 더 자세히 살펴보면 둥근 관 모양의 반고리관 세 개(세반고리관)와 동그란 주머니 모양의 난형낭과 구형낭으로 이루어진 이석기관으로 구분할 수 있습니다. 그중 세반고리관은 우리 몸의 회전운동을 감지하는 기능을 하며, 이석기관은 수직 및 수평 움직임을 감지합니다. 이석은 난형낭과 구형낭으로 이루어진 이석기관에 수많은 가루 형태로 존재합니다.

이석이 우리 몸에서 평형을 잡아주는 원리는 다음과 같습니다. 난형낭과 구형낭 내부의 한쪽 벽면에는 가속도 자극을 인지할 수 있는 감각세포인 유모세포가 붙어 있는데, 이 유모세포에 얇은 젤라틴 막이 덮여 있고, 그 위에 수많은 이석이 붙어 있습니다. 우리가 머리를 기울이거나, 그 외에 수직 및 수평 운동을 하게 되면 젤라틴막에 붙어 있는 이석들이 수평가속도와 중력에 의해서 움직이게 됩니다. 이때 이석의 움직임이 감각세포인 유모세포에 전달되어 수직 및 수평운동을 느끼게 되면, 우리 몸은 균형을 잡기 위해 반사운동을 유발하게 됩니다. 이처럼 이석은 우리 몸이 균형을 잡는 데 매우 중요한 역할을 하며, 없어서는 안 될 물질인 것입니다.

이석은 왜 어지럼을 일으키며, 이석증이란 것은 무엇인가요?

이석이 원래 위치인 이석기관의 감각세포 위에 붙어서 층을 이

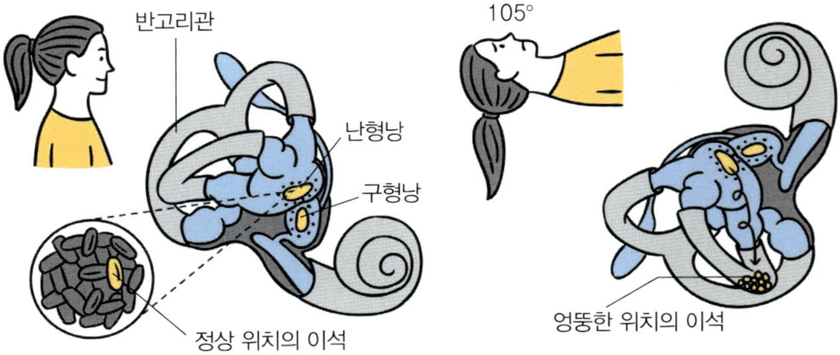

그림 3-2 이석증 그림

루고 있을 때는 어지럼을 유발하지 않습니다. 하지만 여러 가지 요인에 의해서 이석 일부가 해당 층에서 떨어져 나오는 경우가 있는데요. 그림 3-2에서 보시는 것처럼 떨어져 나온 이석들이 가까이 연결되어 있는 반고리관으로 흘러 들어갈 수 있습니다.

이석이 흘러 들어간 반고리관은 회전 가속도를 느끼는 기관인데요. 그림 3-1에서처럼, 각 반고리관 끝부분은 부푼 형태의 팽대부를 이루고 있으며, 이 부분 한쪽 벽면에 회전을 감지하는 감각세포가 붙어 있습니다. 이 감각세포 위에는 젤라틴막이 덮여 있는데요, 이 젤라틴막은 길이가 길고 그 끝이 팽대부 끝부분에 닿아 있습니다. 그래서 머리나 몸이 회전하면 반고리관 안 내림프액의 흐름이 유발되어 젤라틴막을 움직이게 되고, 자극을 받은 감각세포로 인해 우리는 회전하고 있다는 사실을 느끼게 되는 것입니다.

원래 반고리관은 사람의 귀 좌우 양쪽에 있기 때문에 회전운동이 있으면 양쪽 반고리관이 동시에 자극을 감지하게 됩니다. 하지만 이석기관에서 떨어져 나온 이석이 반고리관으로 흘러 들어가면, 우리가 고개를 숙이거나 젖힐 때, 혹은 누울 때나 돌아누울 때, 반고리관 내부에 있던 이석이 중력 때문에 아래쪽으로 움직이게 되는데요, 그로 인해 평소 자극이 있을 때 발생하는 내림프액의 흐름보다 한쪽 반고리관에서 젤라틴막을 더 심하게 움직이게 합니다. 이처럼 이석으로 인해 한쪽 반고리관이 더 심하게 자극을 받거나 억제를 받으면 평소와 다른 자극이 뇌로 전달되면서 심한 회전성 어지럼을 느끼게 되는 것입니다.

이렇게 이석기관에서 떨어져 나온 이석이 반고리관으로 유입되어 고개를 특정 위치로 움직일 때 반고리관 내 이석의 움직임에 의해 발생하는 어지럼을 이석증이라고 합니다.

이석증은 왜 발생하며, 특별한 원인이 있나요?

이석증은 특별한 원인 없이 발생하는 경우가 가장 많습니다. 대부분 나이가 들수록 발생률과 재발률이 높아지며(특히 40~50대 여성에서 자주 발생), 이석기관의 퇴행성 변화와 연관이 있다는 가설도 있습니다.

비록 원인을 정확히 알 수 없는 경우가 많지만 일부 특정한 원인으로 인해 발생하는 경우도 있습니다. 가령, 머리를 심하게 부딪치는 외상이 있을 때 이석증이 발생하기도 합니다. 특정한 귀 질환으로 내이 기능이 떨어진 경우에도 이석증이 발생할 가능성이 큰 것으로 알려져 있습니다. 최근에는 골다공증이 있거나 비타민 D가 부족할 때도 이석의 주성분인 칼슘의 대사에 문제가 생겨 이석증이 발생할 가능성이 더 높은 것으로 보고되었습니다.

어지럼 전문가들이 쉽게 알려주는 어지럼증 바로알기

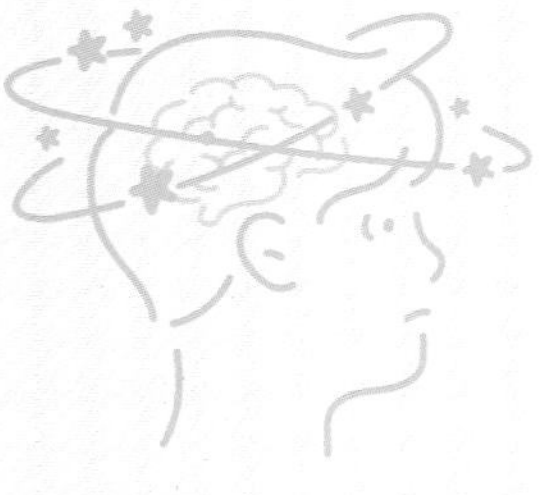

04

이석증의 특징은 무엇인가요?

한양대 심대보

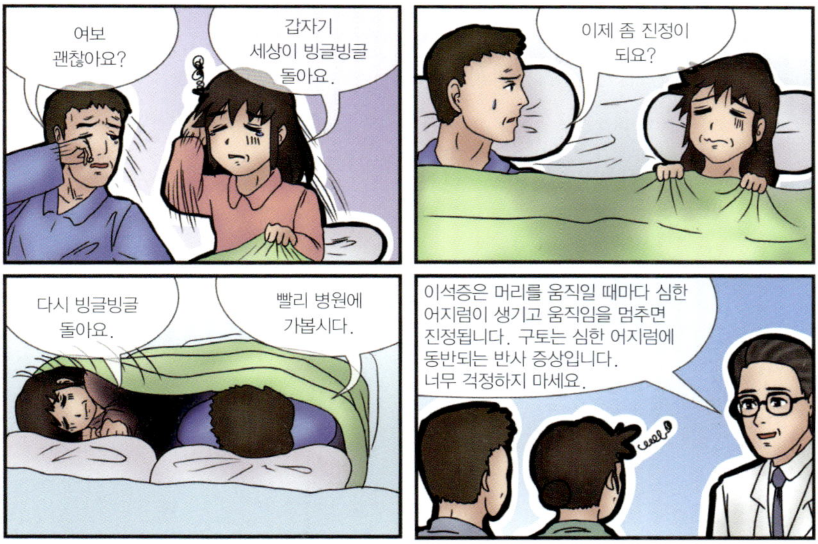
여보
괜찮아요?
갑자기
세상이 빙글빙글
돌아요.
이제 좀 진정이
되요?
다시 빙글빙글
돌아요.
빨리 병원에
가봅시다.
이석증은 머리를 움직일 때마다 심한
어지럼이 생기고 움직임을 멈추면
진정됩니다. 구토는 심한 어지럼에
동반되는 반사 증상입니다.
너무 걱정하지 마세요.

특별한 질병이 없고 머리에 충격받은 일도 없는데, 어느 날 갑자기 심하게 어지럽고, 식은땀에 구역질이 난 경험이 있습니까? 그럴 때면 적지 않게 당황스러울 텐데요. 지금부터 어지럼증과 식은땀, 구역감의 원인이 되는 이석증의 증상과 종류에 대해 알아보도록 하겠습니다.

어지럼증의 원인이 되는 이석증의 증상에 대해 알려주세요

이석증으로 인한 어지럼증의 특징은 머리를 움직일 때 갑자기 심한 어지럼이 시작된다는 점입니다. 한번 시작된 심한 어지럼증은 수 초에서 수 분 정도 지속할 수 있고, 머리를 움직이지 않으면 점차 줄어들다가 없어지는 양상을 보이는데요. 이석증으로 인한 어지럼증의 또 한 가지 특징은 이러한 어지럼이 머리를 움직일 때마다 반복적으로 일어난다는 점입니다.

이석증으로 인한 어지럼증 사례를 조금 더 자세히 살펴보면 다음과 같습니다. 잠자리에 누울 때나 일어날 때 어지럼증이 발생합니다. 또한, 누워 있다가 좌우로 돌아눕거나 고개를 좌우로 돌릴 때도 어지럼증이 발생하며, 높은 곳을 보기 위해 고개를 들어 올릴 경우나, 아래쪽을 보기 위해 고개를 숙일 때도 심한 어지럼증을 느끼게 됩니다(그림 4-1).

단, 누웠다 일어나거나 앉았다 일어나는 동작에서만 어지럼증이 나타날 경우는 '기립성 저혈압' 같은 다른 질환과의 감별이 필요합니다.

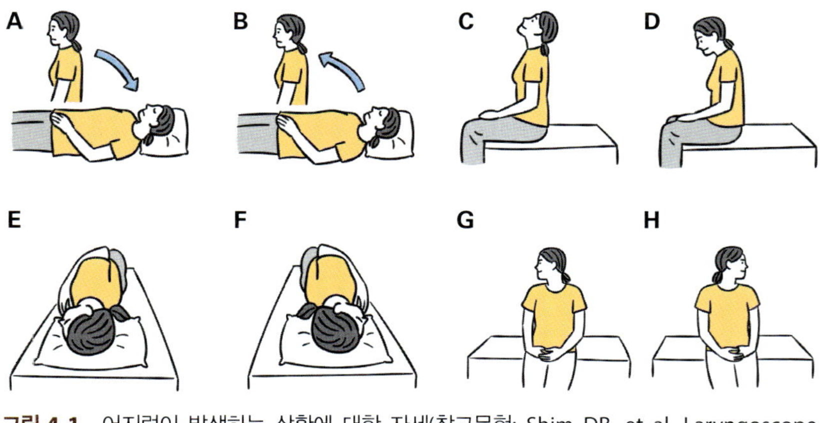

그림 4-1 어지럼이 발생하는 상황에 대한 자세(참고문헌: Shim DB, et al. Laryngoscope 2013)

이석증에도 종류가 있다고 하던데 그 종류와 구분법에 대해 알려주세요

이석증은 귓속 난형낭이라는 곳에 있어야 할 '이석'이 본래 위치에서 이탈해 반고리관 안으로 들어가 어지럼을 유발하는 질병을 가리키는 명칭입니다.

이석증도 질병을 유발하는 상황에 따라 몇 가지 종류로 구분하는데요, '다량의 이석 덩어리가 어떤 반고리관 안으로 들어갔는지', '몇 개의 반고리관 안으로 들어갔는지', '반고리관 안에서 어떤 형태로 있는지'로 구분하며 그에 따른 진단방법과 치료법도 달라집니다.

먼저 이석이 어떤 반고리관 안으로 들어갔는지에 따른 구분에 대해 설명하겠습니다. 이석이 들어갈 수 있는 반고리관은 위치에 따라 '뒤반고리관', '앞반고리관, '측반고리관' 등 귀 양쪽에 각각 3개씩 존재합니다. 이때 이석이 뒤반고리관으로 들어가면 '뒤반고리관 이석증'이라고 하며 앞반고리관으로 들어가면 '앞반고리관 이석증', 측반고리관으로 들어가면 '측반고리관 이석증'이라고 진단합니다.

이석이 반고리관 안에서 어떤 형태로 있는지에 따라 증세를 구분하기도 하는데요, 크게 이석이 반고리관 안에서 돌아다니는 '반고리관결석증'과 팽대부마루에 붙어 있는 '팽대부마루결석증'으로 구분합니다. 이런 두 가지 형태 중 이석이 반고리관 내에서 움직이는 경우보다 팽대부마루에 붙는 경우에 환자분들이 더 오랜 시간 동안 심한 어지럼을 느낄 수 있습니다(그림 4-2).

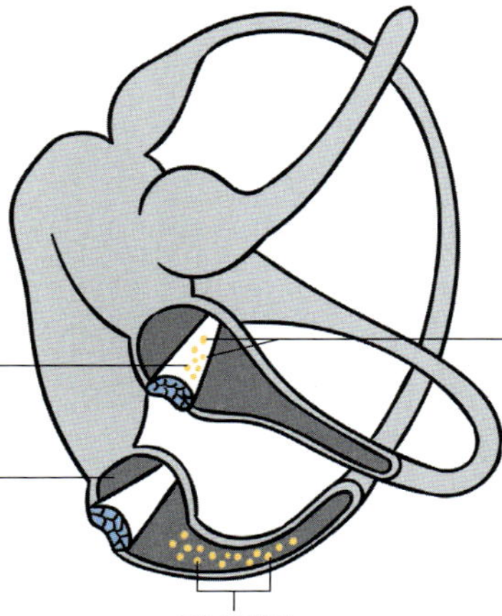

그림 4-2 반고리관의 구조

이석증 진단은 어떻게 하나요?

이석증 진단은 이석이 들어간 반고리관의 위치를 확인하는 것으로 시작합니다. 이를 위해 특징적인 유발 자세검사를 시행하게 되는데요. 이석증 중 가장 흔한 뒤반고리관 이석증을 검사하기 위해 사용하는 대표적인 방법이 딕스-홀파익(*Dix-Hallpike*) 검사법입니다(그림 4-3).

만일 앞반고리관 이석증이나 측반고리관 이석증 발생을 확인하려면 추가적인 진단 수기를 시행해야 합니다.

그림과 같은 유발 자세를 취하면, 환자에게는 특징적인 어지럼 증상이 발생하고, 이석이 들어간 반고리관에 따라 상응하는 눈의 움직임(안진)이 발생하게 됩니다. 이때, 의사(또는 검사자)는 프렌젤 안경을 사용하여 더욱 정확한 환자의 안진을 확인할 수 있는데요, 의사는 프렌젤 안경을 통해 관찰되는 환자의 눈 움직임을 분석하고, 이석 위치와 상태를 진단해 이석증의 종류를 결정하며, 증상에 맞는 치료 방법을 적용하게 됩니다.

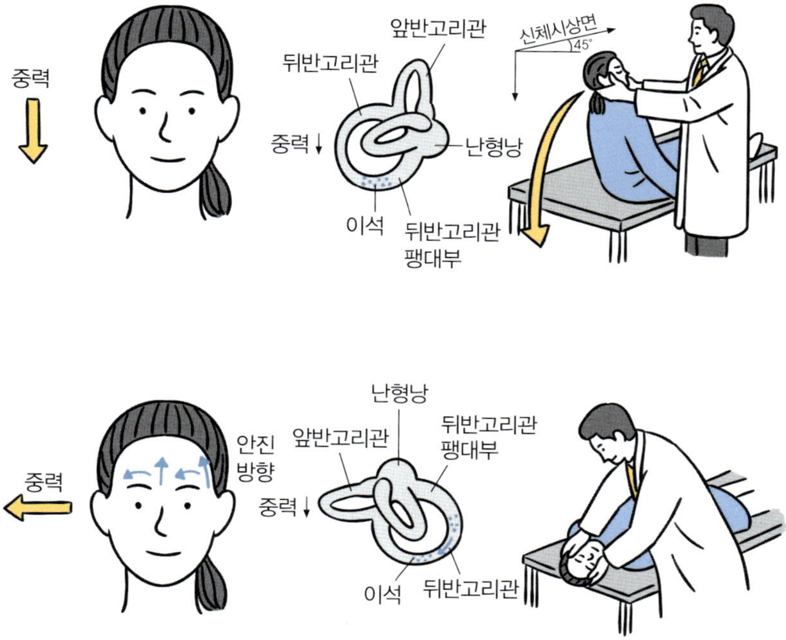

그림 4-3 딕스-홀파익(Dix-Hallpike) 검사법

어지럼 전문가들이 쉽게 알려주는 **어지럼증 바로알기**

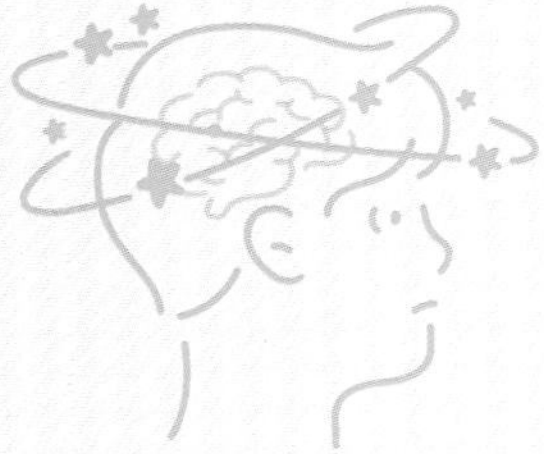

05

이석증은 어떻게 치료하나요?

건국대 **김창희**

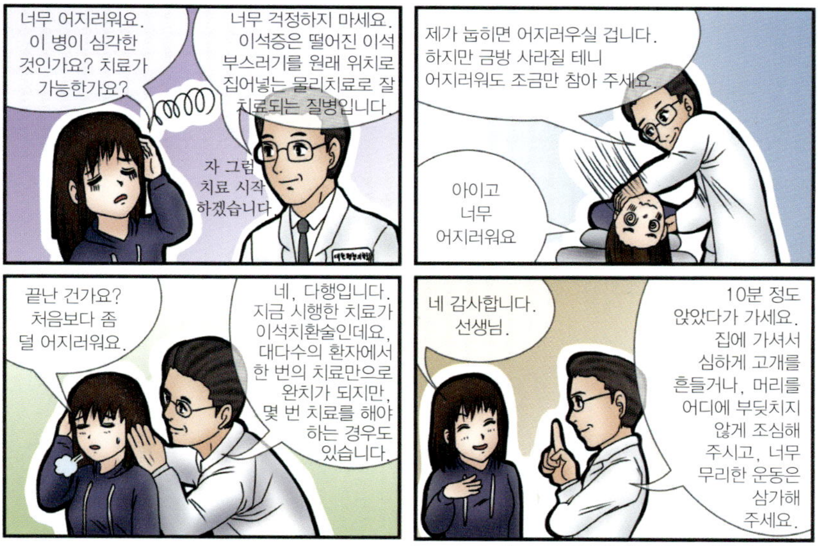
너무 어지러워요. 이 병이 심각한 것인가요? 치료가 가능한가요?
너무 걱정하지 마세요. 이석증은 떨어진 이석 부스러기를 원래 위치로 집어넣는 물리치료로 잘 치료되는 질병입니다.
자 그럼 치료 시작 하겠습니다.
제가 눕히면 어지러우실 겁니다. 하지만 금방 사라질 테니 어지러워도 조금만 참아 주세요.
아이고 너무 어지러워요
끝난 건가요? 처음보다 좀 덜 어지러워요.
네, 다행입니다. 지금 시행한 치료가 이석치환술인데요, 대다수의 환자에서 한 번의 치료만으로 완치가 되지만, 몇 번 치료를 해야 하는 경우도 있습니다.
네 감사합니다. 선생님.
10분 정도 앉았다가 가세요. 집에 가셔서 심하게 고개를 흔들거나, 머리를 어디에 부딪치지 않게 조심해 주시고, 너무 무리한 운동은 삼가해 주세요.

이석증은 머리 위치를 바꿀 때 갑자기 어지럼증이 발생한다고 하여 '양성발작성 두위현훈'이라는 의학적 진단명이 붙었는데요, 어느 날 갑자기 심한 어지럼증과 구역, 구토를 동반하는 이석증이 왜 생기고 치료는 어떻게 하는지 알아보겠습니다.

이석증은 왜 생기나요?

사람의 귀를 구성하는 구조물 중에 난형낭이라는 기관이 있습니다. 난형낭은 중력이나 선형가속도 등을 감지하여 우리 신체가 균형을 유지하도록 하는 매우 중요한 기관인데요, 난형낭에는 평형 기능을 수행하는 '이석'이라는 물질이 들어 있습니다. 주성분이 탄산칼슘으로 이루어진 이석은 속귀 구조물을 채우고 있는 내림프액에 비해 약 3배가량 무겁습니다. 그런데 난형낭에 있어야 하는 이석 덩어리에서 일부 부스러기가 떨어져 나와 머리 움직임에 따라 인접한 평형기관인 반고리관으로 흘러 들어가 이석증이 발생하는 것입니다.

이석증 치료는 어떻게 이루어지나요?

이석증 치료를 위해서는 무엇보다 정확한 원인을 찾는 것이 중요한데요, 귓속에 위치한 반고리관은 한쪽 귀에 세 개씩 있으며, 각각의 반고리관마다 다양한 형태의 이석증 아형이 발생할 수 있습니다. 따라서 이석증의 정확한 진단을 위해서는 반드시 전문 의료기관을 방문해 도움을 받아야 합니다.

치료는 이석증 환자 과반수 이상이 한 번의 이석치환술로 완치가 가능합니다. 하지만 일부 환자는 두 번 이상 치료가 필요한 경우도 있습니다. 이 밖에 뇌경색 같은 급성 충추성 뇌병변 환자도 이석증과 매우 흡사한 양상의 어지럼증을 느낄 수 있기 때문에 이들의 감별진단 역시 중요합니다.

이석증 치료의 원칙은 떨어져 나온 이석 부스러기를 중력을 역이용해 원래 위치인 난형낭으로 다시 집어넣는 것인데요, 이러한 치료 과정을 '이석치환술'이라고 합니다. 이석치환술은 중력을 이용한 일종의 물리치료이고 이석이 흘러 들어간 반고리관과 이석증 아형에 따라 다양한 수기가 사용되고 있습니다. 이때 환자가 어지럼증 및 구역, 구토 증상을 심하게 호소할 경우에는 약물치료를 병행할 수 있습니다.

지금부터 비교적 보편적으로 사용되는 이석치환술(*Canalith Repositioning Procedure*) 수기에 대해 소개하도록 하겠습니다.

변형 에플리 수기(*Modified Epley's maneuver*)

변형 에플리 수기는 뒤반고리관으로 흘러 들어간 이석을 머리 위치를 단계적으로 변화시켜 제자리로 돌려보내는 수기입니다. 시간은 약 5분 내외가 소요되며 만약 한 번 시행으로 치료 반응이 없으면 몇 차례 반복할 수 있습니다. 구체적인 방법은 그림 5-1과 같습니다.

A 환자의 머리를 병변 쪽인 오른쪽으로 45° 돌림

C 머리를 반대쪽으로 돌린 후, 몸통까지 회전. 머리를 계속 돌려 병변 반대쪽으로 돌아누운 자세를 취하게 하고 1~2분간 그대로 유지

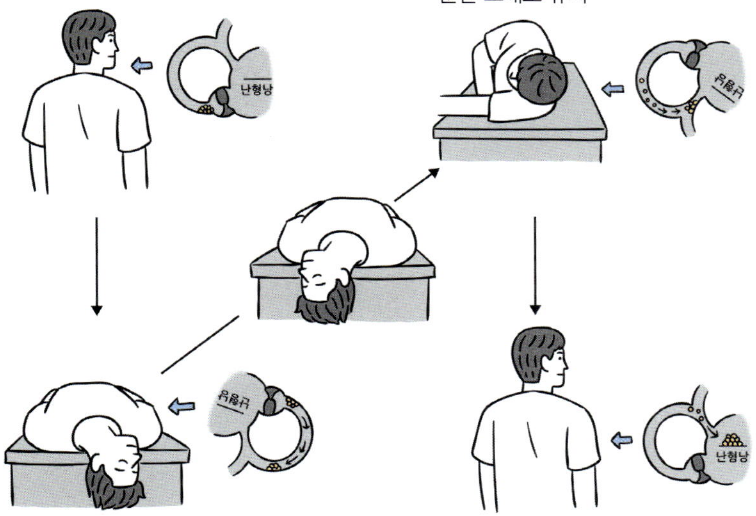

B 그대로 머리를 뒤로 떨어뜨려 안진을 관찰, 안진이 사라질 때까지 기다린 후 30초 이상 자세를 유지

D 고개 방향은 그대로 유지하며 천천히 환자를 일으켜 앉도록 한 후 고개를 바로 함

그림 5-1 변형 에플리 수기 머리의 자세를 바꾸어 가며 중력을 이용해 오른쪽 뒤반고리관 내의 이석 부스러기를 이동시킴으로써 이석이 뒤반고리관을 빠져 나와 난형낭 속으로 위치하도록 함

환자의 치료는 그림 A처럼 앉은 자세로 시작합니다. 치료자는 환자의 머리를 앉은 자세에서 병변 방향으로 45° 정도 돌리게 한 후 그 상태로 눕힙니다. 이때, 환자의 머리가 검사 테이블 수평면보다 20° 정도 아래로 젖혀지도록 합니다. 이후 같은 자세를 약 20~30초 정도 지속하며 안진을 관찰합니다.

환자의 안진(*nystagmus*)이 사라진 것이 확인되면 머리만 병변 반대 방향으로 90° 회전시킨 후, 다시 몸통과 머리를 돌려 건측 측와위 자세를 취하게 합니다. 자세 B부터 C까지는 3~5초 이내에 이루어지도록 합니다.

위 과정을 통해 떨어져 나온 이석이 난형낭으로 들어가도록 한 후에는 고개 방향을 그대로 유지한 채 천천히 일어나 앉도록 합니다. 모든 과정이 올바르게 진행되었다면 고개도 똑바로 하도록 하는데요, 이때 환자가 어지러워 균형을 잃고 쓰러질 수 있으니 주의해야 합니다.

바비큐 수기(*Barbecue maneuver*)

바비큐 수기는 수평반고리관으로 흘러 들어간 반고리관 내 결석형 이석증에서 가장 많이 사용되는 이석치환술이며, 그 구체적인 방법은 그림 5-2와 같습니다.

환자가 똑바로 누운 자세에서 치료를 시작합니다. 치료자는 그림 A처럼 환자의 머리를 병변 방향으로 90° 회전시키고 향지성 안진을 관찰합니다. 이후 그림 B처럼 머리만 병변 반대 방향으로 90° 회전시켜 첫 번째 자세로 돌아오게 합니다. 이어서 그림 C처럼 병변 반대 방향으로 머리를 90° 회전시킵니다. 다음에는 그림 D처럼 환자의 머리를 같은 방향으로 90° 더 회전시키면서 환자를 엎드린 자세로 바꾸도록 합니다. 각 단계를 진행할 때에는 안진이 사라질 때까지 대략 30초에서 1분 정도 자세를 유지하도록 하며, D 자세에서 천천히 환자를 일으켜 앉도록 한

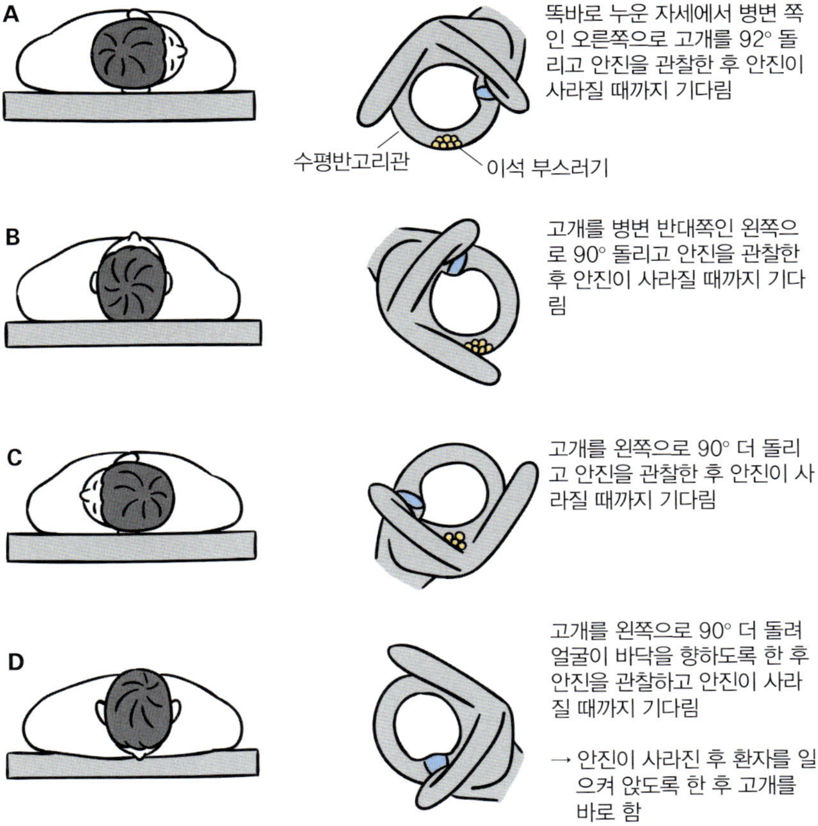

그림 5-2 오른쪽 수평반고리관에 발생한 반고리관 내 결석형 이석증 치료를 위한 바비큐 수기(좌측: 누워 있는 환자의 머리 위에서 바라보는 모습/우측: 오른쪽 반고리관들이 확대된 그림)

후 고개를 바로 합니다.

이 바비큐 수기는 측반고리관의 팽대부마루 결석형 이석증에서도 사용할 수 있습니다. 이 경우에는 A 자세에서 환측으로 45° 고개를 더 돌린 후 환측 유양돌기 부위에 30초 동안 진동기로 자극한 후 같은 방법으로 치료합니다.

구포니 수기(*Gufoni maneuver*)

구포니 수기는 수평반고리관에 이환된 팽대부마루 이석증에서 널리 사용되는 이석치환술이며, 그 구체적인 방법은 그림 5-3과 같습니다.

환자가 검사 테이블에 엉덩이를 걸터앉은 자세에서 치료를 시작합니다(A). 이때, 이석 부스러기는 난형낭 쪽의 팽대부마루 표면에 붙어

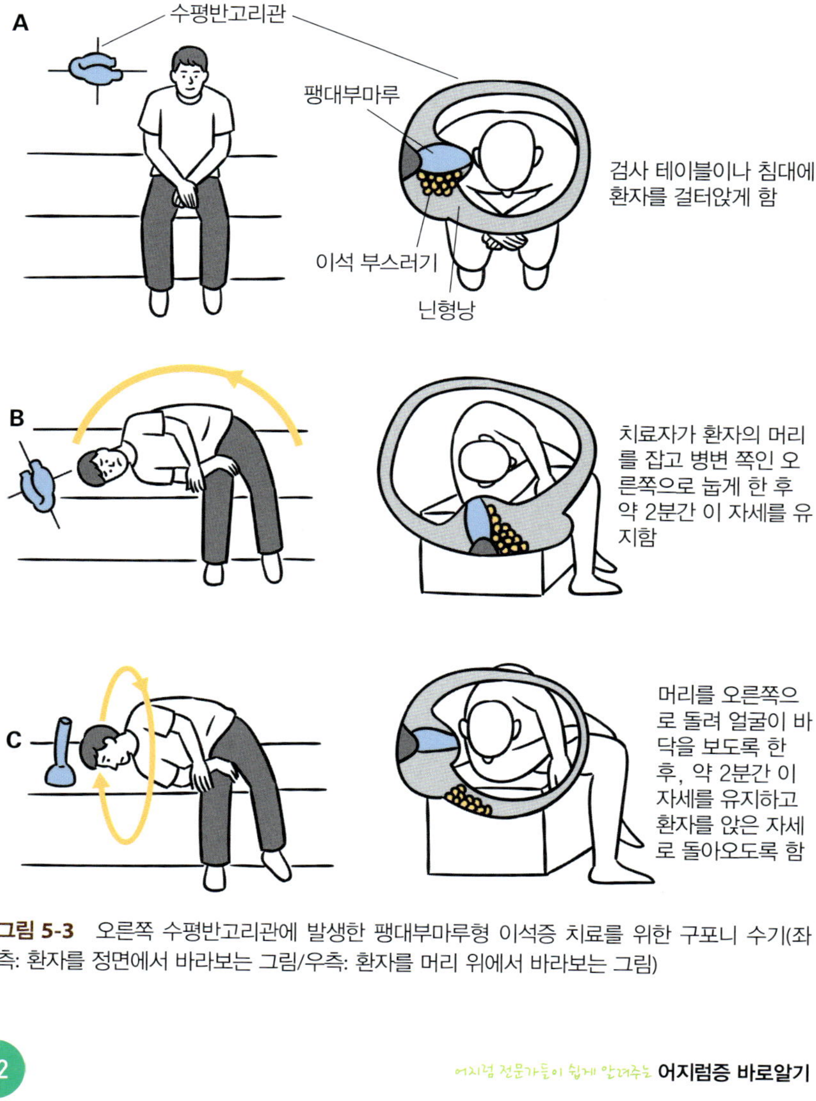

그림 5-3 오른쪽 수평반고리관에 발생한 팽대부마루형 이석증 치료를 위한 구포니 수기(좌측: 환자를 정면에서 바라보는 그림/우측: 환자를 머리 위에서 바라보는 그림)

있다고 가정을 합니다. 그 다음, 그림 B처럼 치료자가 환자의 머리를 잡고 병변 방향인 우측으로 빠른 속도로 눕힙니다. 이때 팽대부마루에 붙어 있던 이석 부스러기가 떨어져 나와 유리되며, 환자는 이 자세를 약 2분간 유지합니다. 그런 다음, 그림 C처럼 환자의 머리가 땅을 보는 방향으로 회전시키고, 약 2분간 이 자세를 유지한 후, 환자를 앉은 자세로 돌아오도록 합니다. 치료 과정에서 중력에 의한 이석 부스러기의 팽대부마루로부터의 탈착 및 난형낭으로의 이동이 충분히 일어날 수 있도록 각 자세마다 가능한 2분 정도 그 자세를 유지하도록 합니다.

이석치환술을 마친 후 귀가해서 지켜야 할 주의사항이 있나요?

과거에는 병원에서 이석치환술을 받고 난 후 귀가하면 가능한 한 머리를 움직이지 않고 가만히 있어야 이석증 재발 방지에 도움이 된다고 판단했습니다. 하지만 최근에는 치료 후 움직임을 자제하는 것이 이석증 재발에 별 영향을 주지 않는다는 다수의 보고 사례가 있습니다. 따라서 현재는 치료 후 활동을 엄격하게 제한하지 않는 추세입니다.

다만 이석증은 치료 후 1~2년 이내에 많게는 50~60%까지 재발한다는 보고가 있을 만큼 재발이 흔한 질병입니다. 아직 명확히 확립되지는 않았으나, 일반적으로 이석치환술 후에 귀가 하기 전에 약 10분간 앉아서 휴식을 취한 뒤 귀가하도록 권유하고 있습니다. 또한, 약 1주일 정도 과도한 머리 움직임이나 두부충격은 피하는 것이 좋으며, 과격한 운동 역시 지양할 것을 권고하고 있습니다. 이 밖에 골다공증이 있거나, 비타민 D 결핍이 있는 경우 이석증 재발이 더 잘 된다는 보고가 있습니다.

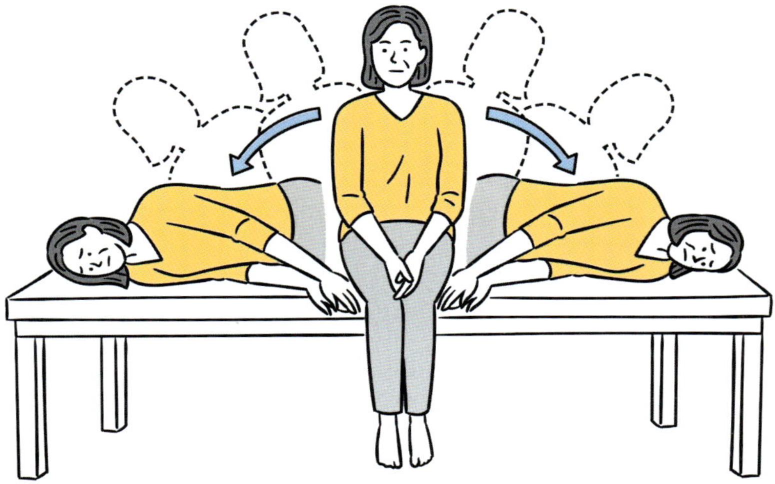

A 앉은 자세에서 어지러움이 유발되는 쪽으로 빠르게 쓰러짐
B 쓰러진 상태에서 어지러움이 없어진 후 30초 정도 더 누워 있다가 앉음
C 약 30초 후 반대쪽으로 운동을 반복하여 이와 같은 운동을 하루 수차례씩 반복 시행함

그림 5-4 브란트-다로프 습관화 운동

이석증에 도움이 되는 운동 치료법도 있나요?

브란트-다로프 습관화 운동이 있는데요, 이 운동법은 뒤반고리관의 팽대부에 이석이 달라붙기 때문에 어지럼증이 생긴다는 가정하에, 달라붙은 이석을 부스러뜨려 떨어지도록 하기 위해 소개되었습니다. 하지만 최근에는 이 운동에 의한 반복적인 자극에 대해 중추에서 적응이 일어나기 때문에 증세가 호전되는 것으로 생각하고 있습니다.

운동 방법은 그림 5-4처럼 앉은 자세에서 어지러움이 유발되는 쪽으로 빠르게 쓰러진 후, 어지러움이 없어지면 약 30초 정도 더 누워 있다가 앉습니다. 약 30초 후 반대쪽으로도 같은 방식으로 운동을 합니다. 이런 운동을 하루 수차례 반복 시행합니다.

이 운동은 주로 이석치환술 효과가 크지 않거나, 이석치환술로

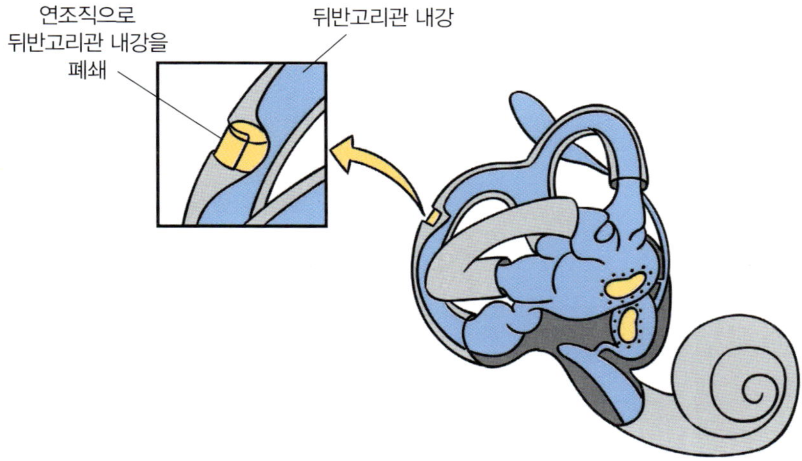

그림 5-5 반고리관 폐쇄술 뒤반고리관을 덮고 있는 뼈를 드릴을 이용해 조심스럽게 제거하면, 뒤반고리관의 말미로 내강을 관찰할 수 있음. 뒤반고리관 내강을 미리 준비해둔 연조직으로 막아 폐쇄함

안진은 없어졌지만 주관적인 어지럼을 계속 느끼는 경우에 도움이 되는 것으로 알려져 있습니다.

수술로 치료하는 방법도 있나요?

지금까지 소개해드린 이석치환술을 반복적으로 시행해도 효과가 없거나, 장기간 심한 어지럼증이 지속할 때는 수술적 치료를 고려할 수 있습니다. 반고리관 폐쇄술인데요, 그림 5-5처럼 이석증이 발생한 해당 반고리관을 막아 내림프액의 흐름을 차단함으로써 증상 호전을 도모하는 것입니다.

어지럼 전문가들이 쉽게 알려주는 어지럼증 바로알기

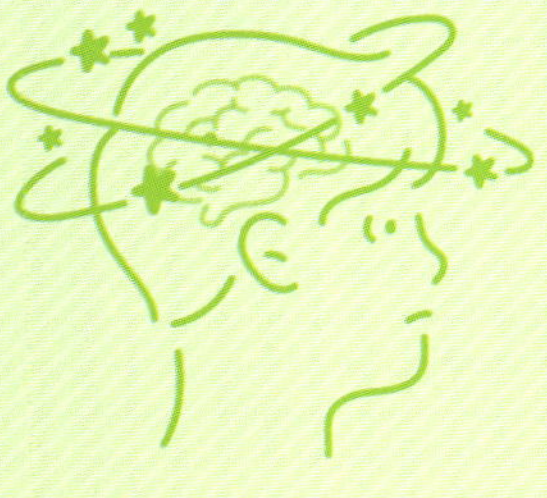

06

전정신경염이란 어떤 병인가요?

한림대 홍석민

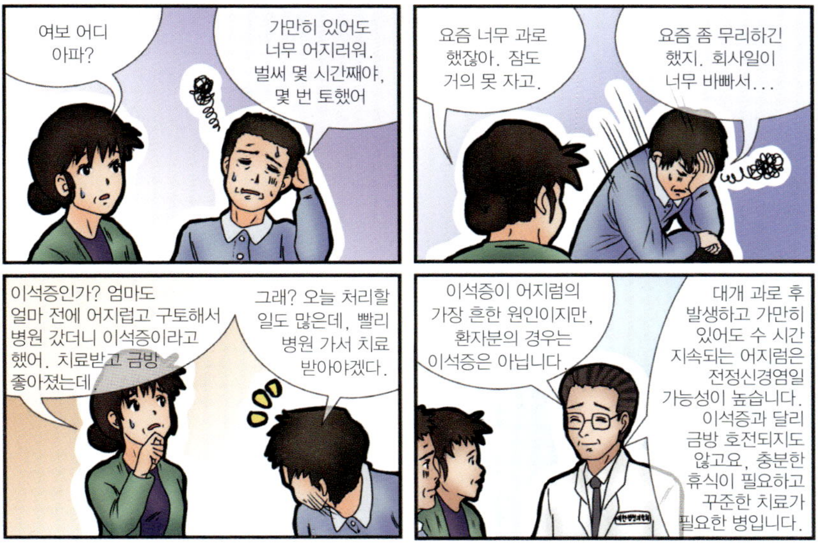
여보 어디 아파?
가만히 있어도 너무 어지러워. 벌써 몇 시간째야, 몇 번 토했어
요즘 너무 과로 했잖아. 잠도 거의 못 자고.
요즘 좀 무리하긴 했지. 회사일이 너무 바빠서...
이석증인가? 엄마도 얼마 전에 어지럽고 구토해서 병원 갔더니 이석증이라고 했어. 치료받고 금방 좋아졌는데.
그래? 오늘 처리할 일도 많은데, 빨리 병원 가서 치료 받아야겠다.
이석증이 어지럼의 가장 흔한 원인이지만, 환자분의 경우는 이석증은 아닙니다.
대개 과로 후 발생하고 가만히 있어도 수 시간 지속되는 어지럼은 전정신경염일 가능성이 높습니다. 이석증과 달리 금방 호전되지도 않고요, 충분한 휴식이 필요하고 꾸준한 치료가 필요한 병입니다.

전정신경염은 한쪽 어지럼신경(전정신경) 기능의 갑작스러운 마비로 심한 회전성 어지럼을 유발하는 질병인데요. 이석증과 비교했을 때 상대적으로 젊은 30~50대 연령에서 자주 발생하는 전정신경염에 대해 알아보겠습니다.

전정신경염은 왜 생기나요?

우리 뇌는 양쪽 귀의 전정신경으로부터 신체 자세에 대한 정보를 비슷한 정도로 받아들여 균형감을 유지합니다. 그런데 만일 한쪽 귀의 전정신경 기능이 감소 혹은 마비되면 어떤 일이 벌어질까요? 그림 6-1에서 보시는 것처럼 양쪽 귀에서 뇌로 전달되는 신호의 양에 불균형이 발생하게 되면서 그로 인해 어지럼을 느끼게 됩니다.

이 같은 증상은 어느 한쪽 전정신경에 염증이 발생했을 때 빈번히 발생하는데요, 전정신경염이 발생하는 원인을 조금 더 구체적으로 설명하면 다음과 같습니다.

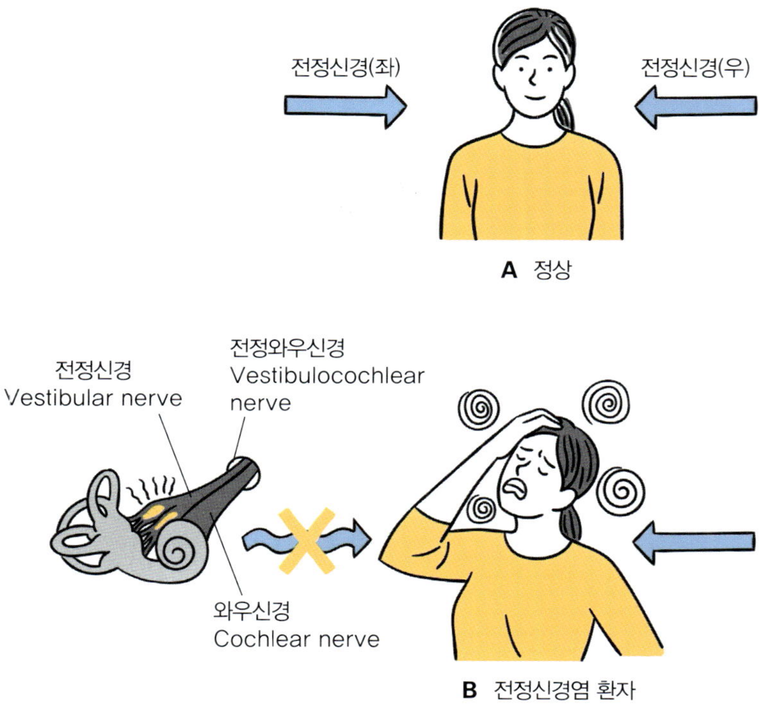

그림 6-1 (A) 양측 전정신경 정상. (B) 일측전정신경 비정상 신호전달이 안 됨

우리의 귀 안쪽 전정기관에는 뇌로 신호를 전달하는 전정신경이 있는데요. 전정신경이 바이러스에 감염되거나 전정신경으로 흘러 들어가야 할 혈액이 원활하게 공급되지 않을 때 전정신경염이 발생하는 것으로 알려져 있습니다. 실제로 전정신경염이 발생한 환자들 중에는 면역력 저하와 관련 있는 피로감이나 과로, 감기를 앓은 병력이 있는 경우가 많습니다.

전정신경염의 증세에는 어떤 특징이 있나요?

이석증은 상대적으로 눕거나, 머리를 숙이거나, 뒤로 젖힐 때 등 특정한 자세를 취할 때 어지러움이 발생합니다.

반면, 전정신경염은 움직임이 없는 상태에서도 수 시간 이상 지속하는 자발성어지럼증이 발생하며, 난청이나 이명 증상은 동반되지 않습니다. 이때의 난청이나 이명은 어지럼증이 발생하기 직전 혹은 후에 발생한 경우를 가리킵니다. 만일 이전부터 증상이 있었던 경우에는 난청이나 이명이 있어도 전정신경염 진단이 가능합니다.

전정신경염으로 인한 어지럼증의 특징은 주변이 빙빙 돌아가는 회전성 어지럼 증세를 보이며, 머리가 움직이면 증상도 악화합니다. 대부분 구역과 구토 증상을 동반하며, 걸을 때 한쪽으로 몸이 쏠리거나 넘어지는 경우도 있습니다. 증상이 심하면 보행은 물론 서 있기도 힘들며 온종일 눈을 감고 누워 있어야 하는 경우도 있습니다. 이처럼 심한 회전성 어지럼증이 오랫동안 지속되다 보면 일부 환자들은 뇌 질환이 아닌가 하는 걱정을 하기도 합니다.

전정신경염은 어떻게 진단하나요?

전정신경염 진단은 환자의 자세한 병력 청취와 진료실에서 할 수 있는 간단한 진찰을 통해 이루어집니다. 예를 들면 '환자의 눈동자(안구) 움직임 관찰', '눈 감고 똑바로 서 있기', '똑바로 걷기' 등과 검사실 검사를 시행합니다.

검사실 검사는 안구 움직임을 잘 관찰할 수 있는 전용 안경을 착용하고 진행합니다. 또한, 전정신경 기능이 잘 보존되어 있는지 파악하기 위해 전정신경을 자극하는 검사를 시행하게 되는데, 이때 회전성 어지럼이 발생하게 되고, 구역, 구토 증상이 발생하기도 합니다. 간혹 뇌경색 또는 뇌종양 같은 뇌 질환이 전정신경염과 유사한 증상을 유발할 수 있으므로, 필요에 따라서, MRI 같은 뇌 검사를 하는 경우도 있습니다.

전정신경염은 어떻게 치료하나요?

전정신경염 치료는 크게 두 가지로 구분할 수 있는데요, 한 가지는 어지럼 발작 시의 급성기 치료이며 다른 한 가지는 급성기가 지난 어지럼증을 치료하기 위한 전정재활운동입니다.

전정신경염은 앞에서 언급한 바와 같이 심한 어지럼, 구역, 구토 등의 불편감을 동반합니다. 특히 초기 증상이 심해서 거동은 물론 식사하기도 힘들어 하며, 병원에서 입원 치료를 하는 경우가 많습니다. 따라서 발병 초기에 이런 증상을 완화하는 전정억제제를 사용합니다. 전정억제제를 사용하고 나면 하루나 이틀 뒤에 급성 증상들이 호전되며, 심했던 환자도 어느 정도 보행이 가능하게 됩니다.

전정신경염과 같은 일측성 어지럼증은 '보상작용'이라고 불리는 뇌의 도움으로 전정신경 기능이 회복하면서 증상도 호전되는데요, 어지럼증이 어느 정도 호전되면 이러한 보상작용을 촉진하기 위해서 전정억제제를 줄이거나 중단하고 전정재활운동을 시작하게 됩니다. 전정재활운동은 보행 시 평형을 유지하고 사물의 상을 정확히 인지하도록 도움으로써 몸의 전체적인 균형감을 개선하는 것을 목적으로 합니다.

전정신경염의 경과와 재발에 대해 알고 싶어요

전정신경염에 의한 어지럼은 수 시간 내에 점차 심해지고 첫 24시간 이내에 최고조에 달하게 됩니다. 이후 점차 어지럼이 감소하다가 2~3일에 걸쳐서 심한 어지럼은 호전되며, 남아 있는 어지럼과 자세 불안도 대부분 몇 주 내에 회복됩니다. 하지만 걷거나 뛸 때, 머리를 빨리 움직일 때 느껴지는 약간의 어지럼 혹은 자세 불안정은 몇 주에서 몇 달씩 지속할 수도 있습니다. 이 경우, 상담과 평가를 통해 개개인의 회복 정도에 맞추어 전정재활치료를 진행하도록 합니다. 전정재활치료는 서서히 진행하며 운동이나 운전, 복잡한 생활 환경에 노출하는 방식으로 치료 효과를 높여 나갑니다.

전정신경염 재발률은 이석증이나 메니에르병과 비교했을 때 매우 낮은 편입니다. 따라서 재발을 두려워하거나, 불안해 할 필요는 없습니다. 그러나 메니에르병이나, 전정편두통이 청각이나 두통 증상 없이 어지럼 증상만으로 발병할 수 있고 전정신경염과 유사한 임상 증상과 검사 결과를 나타낼 수 있습니다. 따라서 발병 초기에 정확한 진단이 중요합니다. 실제로 첫 어지럼증이 발생했을 때 전정신경염으로 진단되었는데, 호전된 후 어지럼 증상이 재발했을 때 진단이 바뀌는 경우도 있습니다.

머리 검사는 안 해도 되나요?

어지럼을 전문적으로 다루는 의사는 환자가 기술하는 어지럼 증상과 진료실 진찰을 통해 어느 정도 전정신경염과 뇌경색에 의한 어지럼을 감별할 수 있습니다. 따라서 전정신경염 환자가 머리 검사를 꼭 해야 할 필요는 없습니다. 그러나 전정신경과 연결되는 부분에서 아주 작은 뇌경색이 발생할 경우에는 전정신경염과의 감별이 어려울 수도 있습니다. 따라서 고령이나, 당뇨, 고혈압, 고지혈증 등 뇌혈관질환 위험인자를 가지고 있거나, 심한 어지럼이 오래 가는 경우, 보행장애 등 뇌 질환에 의한 어지럼이 의심되는 경우에는 뇌 MRI를 촬영해 볼 수 있습니다.

치료는 잘 되는지, 항생제 치료나 수술이 필요한 건 아닌지 궁금해요

환자 개개인에 따라 회복 기간이 다를 수는 있지만, 약물치료와 전정재활운동만으로도 치료는 잘 됩니다.

진단명이 '전정신경염'이라 염증 치료를 위한 항생제 치료나 수술로 염증을 제거해야 하는 것으로 오해하기 쉬운데요. '전정신경염'은 바이러스나 허혈로 인해 조직학적으로 전정신경에 염증반응이 관찰되어 '전정신경염'으로 명명된 것입니다. 따라서 항생제 치료나 수술 치료는 하지 않습니다.

전정신경염의 재발을 예방하는 방법이 있나요?

전정신경염은 다른 어지럼 질환에 비해 재발률이 낮은 것으로 알려져 있습니다. 혹시 재발 하더라도 치료가 잘 되고, 합병증을 유발하지 않으므로 크게 걱정할 필요는 없습니다.

전정신경염의 예방은 과로를 피하고 적당한 운동과 충분한 수면을 유지하는 것으로, 이는 전정신경염뿐만 아니라 대부분의 어지럼증 예방에도 도움이 됩니다.

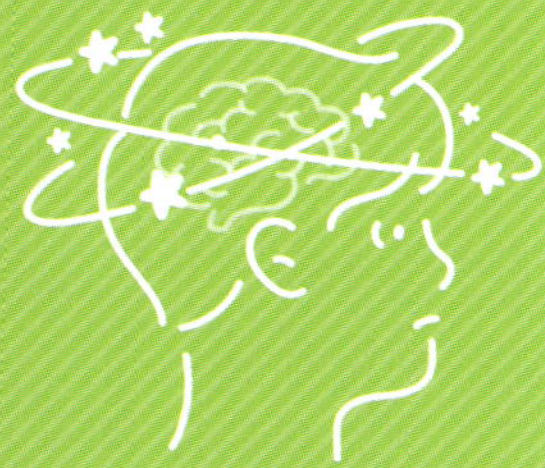

07

제가 메니에르병에 걸렸다고요?

가톨릭관동대 **김민범**

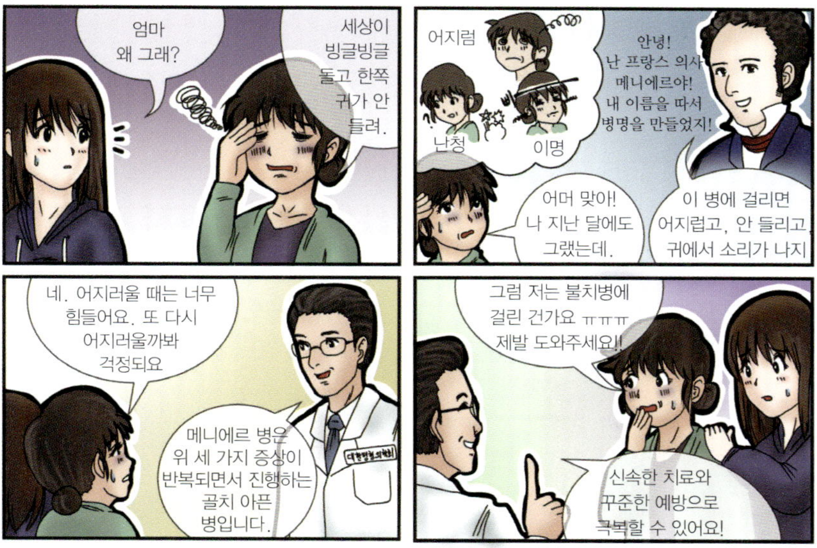
엄마 왜 그래?
세상이 빙글빙글 돌고 한쪽 귀가 안 들려.
어지럼
난청
이명
안녕! 난 프랑스 의사 메니에르야! 내 이름을 따서 병명을 만들었지!
어머 맞아! 나 지난 달에도 그랬는데.
이 병에 걸리면 어지럽고, 안 들리고, 귀에서 소리가 나지
네. 어지러울 때는 너무 힘들어요. 또 다시 어지러울까봐 걱정되요
메니에르 병은 위 세 가지 증상이 반복되면서 진행하는 골치 아픈 병입니다.
그럼 저는 불치병에 걸린 건가요 ㅠㅠㅠ 제발 도와주세요!!
신속한 치료와 꾸준한 예방으로 극복할 수 있어요!

어지럼증 중에 메니에르병이라는 병명을 들어보신 적이 있나요? 메니에르병은 인구 10만 명당 10명에서 50명 정도의 유병률을 보이는 질환인데요. 귀로 인한 어지럼 질환 중 이석증과 전정신경염 다음으로 흔한 메니에르병에 대해 알아보도록 하겠습니다.

메니에르병은 어떤 병인가요?

메니에르병은 어지럼, 이명, 난청을 일으키는 질병인데요. 메니에르병이라는 명칭은 1861년에 이 병을 처음 발표한 프랑스 의사 메니에르의 이름에서 비롯했습니다.

특징적인 증세로는 갑자기 귀가 안 들리고, '우~웅' 하는 낮은 소리가 귀에서 나면서, '빙글빙글' 도는 어지럼까지 생길 수 있습니다. 환자들로서는 여간 불편한 병이 아닌데요, 아직도 확실한 원인은 밝혀지지 않았으며, 여러 가지 유전적, 후천적 요인에 의해서 생기는 것으로 알려져 있을 뿐입니다.

귀 안에는 그림 7-1처럼 내림프공간이라고 하는 액체가 차 있는 공간이 있는데, 이 부분의 압력이 올라가는 '내림프수종'이 메니에르병과 관련이 있을 것으로 생각됩니다.

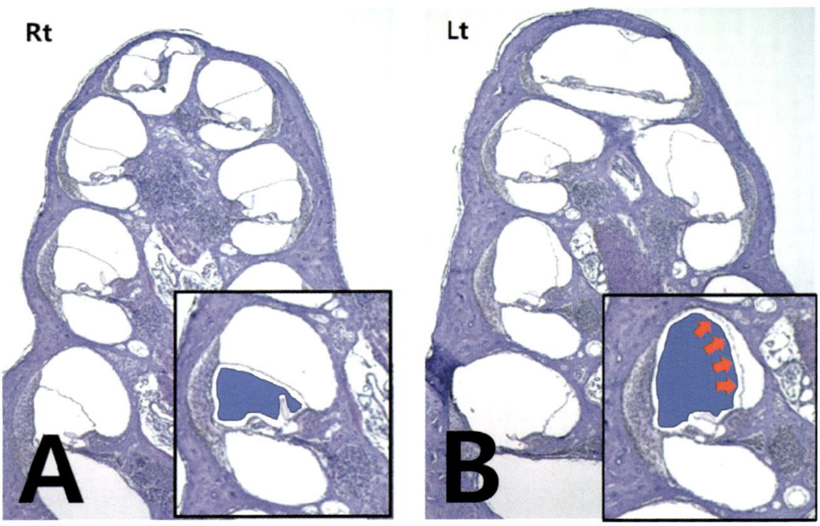

그림 7-1 실험동물에서 달팽이관 모습 (A) 정상동물 내림프공간, (B) 메니에르병 동물에서 부풀어 오른 내림프공간

메니에르병에 걸리면 어떤 증상이 생기나요?

귀로 인한 어지럼증 중에도 메니에르병은 언제, 어떻게 증상이 생길지 예측하기 어려운 까다로운 질병입니다. 메니에르병에 걸리면 난청이나 이명 같은 청각증상은 물론, 전정증상(어지럼)까지 모두 생길 수 있기 때문입니다. 특히 이석증이나 전정신경염과 달리 청력도 같이 나빠질 수 이는데,청력이 갑자기 나빠졌다가 일부만 좋아지고, 결국에는 청력이 나빠진 상태로 고정되는 특징을 보입니다. 게다가 어지럼이 갑자기 심해지는 '어지럼 발작'이 반복되는데, 이를 예측하기가 힘들어 많은 환자분이 메니에르병을 두려워 합니다.

어지럼 발작이란 메니에르병의 특징적인 증상으로, 보통 20분 이상에서 24시간 이내의 심한 어지럼이 발생하는 것을 말하는데요. 어지럼의 증세도 사람마다 다른 형태로 나타납니다. 환자 중에는 "빙글빙글 도는 느낌이었어요", "뒤에서 누가 잡아당기거나 미는 것 같아요", "땅이 갑자기 올라오면서 쓰러졌어요", "주변이 갑자기 움직였어요"와 같은 증세를 호소하는 경우가 많습니다.

어지럼 발작 기간은 하루 이내가 일반적이지만, 이후에도 며칠 동안 은근한 어지럼증을 호소하는 경우도 많습니다. 예고 없이 어지럼 발작이 찾아오고, 이 기간이 지나고 나면 언제 그랬냐는 듯이 어지럼이 좋아지는 경우도 많아서 증세를 예측하기도 어렵습니다. 또한, 청각증상 이후 어지럼이 발생하는 경우가 많은데, 처음에는 어지럼만 있는 경우도 네 명 중 한 명에서 발생하고 있어서 초기에는 다른 질환으로 의심하다가 뒤늦게 진단되는 경우도 많습니다. 처음부터 난청, 이명, 어지럼이 한꺼번에 나타나는 경우는 세 명 중 한 명 정도라고 알려져 있습니다.

어떻게 메니에르병이라고 진단하나요?

진행성 질병인 메니에르병은 이석증이나 전정신경염처럼 초기에 바로 진단하기는 어려운 경우가 많습니다. 특히, 피검사나 CT 같은 영상검사로 진단이 불가능하기 때문에 어지럼을 전문으로 보는 의사들조차 처음부터 정확하게 진단하기 어려운 경우도 많습니다. 그래서 특징적인 증상이 반복되고, 시간에 따른 경과를 지켜보면서 환자의 상태가 전형적인 메니에르병에 합당하다고 판단되어야 진단이 가능합니다.

최근 세계 각국의 어지럼 전문가들이 모이는 '바라니 학회'에서 메니에르병을 어떻게 진단할지 기준을 정했는데요, 두 번 이상 특징적인 어지럼발작이 있고, 전형적인 청력증상이 있는 경우 메니에르병을 의심하기로 했습니다. 하지만 시기에 따라 다른 질환과 구분하기 어렵고, 실제로 이석증이나 편두통 같은 다른 병들과 같이 나타나는 경우도 있어서 전문의의 진료 후 정확한 진단이 반드시 필요한 질병입니다. 실제로 메니에르병이라고 처음에는 의심되었으나, 시간이 지나면서 아닌 것으로 밝혀지는 경우도 많고, 그 반대인 경우도 종종 있습니다.

메니에르병은 어떻게 치료하나요?

메니에르병 치료는 크게 세 가지로 나눌 수 있는데요. 첫째, 어지럼 발작이 왔을 때의 '급성기 치료', 둘째, 어지럼 발작과 진행을 막는 '예방 치료', 셋째, 치료 실패 시 사용되는 '적극적 치료'가 있습니다.

첫째, 어지럼 발작이 일어나면 환자는 어지럼, 구역, 구토 등으로 큰 불편을 호소합니다. 이때는 일상생활이 힘들어 일을 중단하거나 누워서 쉬어야 하는데, 심하면 응급실에서 치료가 필요합니다. 따라서 발작이 오면 급성 증상을 빨리 줄여주는 약을 사용하는데, 멀미약이나 안정제 성분과 유사한 약으로 어지럼 증상을 신속하게 줄여주는 것이 중요합니다. 이후 청력과 평형기능의 손상을 막는 스테로이드 약을 쓰게 되는데요. 먹는 약을 1주일 정도 사용하거나, 고막을 통한 주사로치료합니다. 심한 어지럼은 보통 이틀 이내에 호전되지만, 은근한 어지럼과 균형장애 등은 이후에도 지속할 수 있습니다. 특히 일부에서는 청력이 회복되지 않아서 난청과 이명이 지속하는 경우가 있습니다.

둘째, 어지럼 발작이 지나가고 나면, 다시 어지럼이 발생하지 않도록 하는 예방 치료가 중요합니다. 발작이 처음이거나 자주 반복하지 않은 경우라면, 생활습관 교정을 먼저 시작합니다. 술, 담배, 카페인, 짠 음식, 탈수 등이 메니에르병을 진행시키는 것으로 의심되고 있어서, 반드시 줄여야 합니다. 또한, 적절한 수면을 취하고, 스트레스를 줄이는 것도 중요한 예방 치료 방법입니다.

셋째, 어지럼 발작이 너무 자주 반복되고 약이 잘 듣지 않을 때는 더 적극적인 치료를 고려하게 됩니다. 특히, 메니에르병이 있는 쪽 귀의 기능을 마비시켜서 어지럼을 느끼지 못하게 하는 공격적인 치료에 대해 상담하게 되는데, 이때 매우 신중한 선택이 필요합니다. 언제 이런 치료들을 하는 것이 좋을지에 대해 모든 의사가 동의하는 기준이 아직 마련되어 있지 않기 때문입니다. 일반적으로 환자의 증상빈도와 치료를 받고자 하는 의지를 반영해 결정하는데, 치료의 기대효과와 부작용 등에 대해 충분히 상담한 후 결정해야 합니다.

대표적인 방법으로는 귀의 평형기능을 마비시키는 약물을 고막에 주입하는 치료나, 평형신경을 자르는 수술치료가 있습니다. 이는 한 번 시행하면 되돌릴 수 없는 치료이기 때문에 각별한 주의가 필요합니다. 이런 치료를 한 이후에도 은근한 어지럼이 지속하는 경우나, 나중에 반대쪽 귀에도 메니에르병이 발생하는 경우도 있기 때문입니다.

또한 심한 어지럼은 시간이 흐르면서 자연적으로 사라지는 경우도 많기 때문에 담당 의사와 환자가 충분히 고민한 후 결정할 것을 권합니다.

메니에르병은 불치병인가요?
이대로 포기하고 살아야 하나요?

메니에르병 환자들이 가장 궁금해하는 질문인데요. 안타깝게도 현재까지 메니에르병을 완치할 수 있는 치료제는 없습니다.

그렇다고 절대로 포기할 필요는 없습니다. 최근 병의 원인에 대한 연구가 활발하게 진행되고 있으며, 여러 치료법이 개발되어 일상생활에 무리가 없도록 관리할 수 있게 되는 등 치료방법이 크게 개선되고 있습니다. 중요한 사실은 어지럼 발작에 신속히 대처하고, 병의 진행을 막기 위한 예방치료를 적절히 하면, 이전보다 훨씬 수월하게 발작을 이겨낼 수 있으며, 어지럼에 대한 막연한 두려움을 크게 줄일 수 있습니다. 또한, 기존연구에서, 심한 어지럼은 2년이 지나면 60% 정도에서 사라지고, 8년이 지나면 70% 정도에서 호전되는 것으로 알려져 있습니다. 이는 병이 호전되어서라기보다는 불행하게도 질병이 심해져서 귀의 기능이 모두 소실된 상태에 우리 몸이 적응하기 때문입니다. 그래서 어지럼 발작이 없어진 이후에도 은근한 어지럼과 균형장애는 남을 수 있으며, 특히 작은 소리가 들리지 않는 중등도 난청이 지속하는 경우가 많습니다.

메니에르병의 치료에 있어 가장 중요한 것은 담당 의사와 환자와의 협력관계입니다. 메니에르병에 대한 전문지식이 있는 의료진을 선택하고, 면밀하고 반복적으로 상담하는 것이 관리에 필수적이기 때문입니다.

'어지럼 발작이 발생하면 신속하게 치료를 받아야 하며', '어떤 예방약을 언제까지 먹을지 결정하고', '치료가 안 될 경우, 언제 적극적인 치료를 받아야 할지' 환자와 담당 의사가 충분히 대화하고 결정하는 과정이 반드시 필요합니다.

08 이럴 때는 꼭 뇌질환을 의심해야 해요

부산대 **최광동**

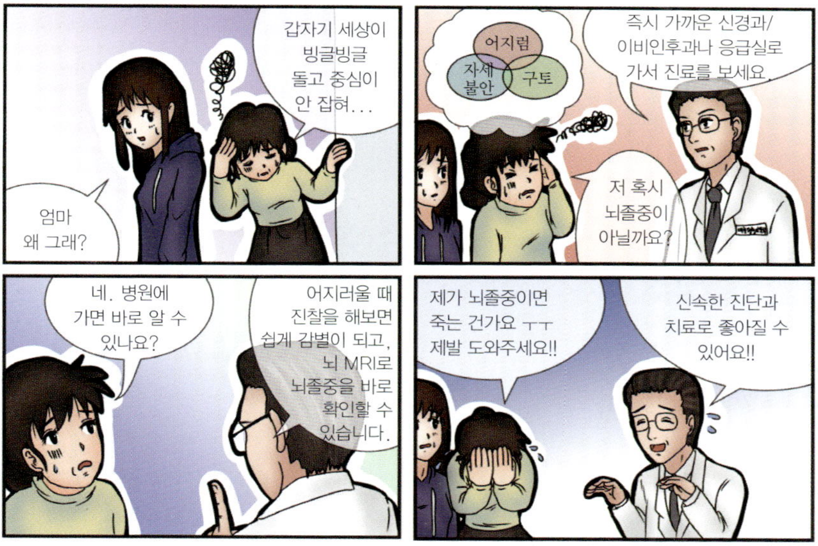
갑자기 세상이 빙글빙글 돌고 중심이 안 잡혀...
엄마 왜 그래?
어지럼
자세 불안
구토
저 혹시 뇌졸중이 아닐까요?
즉시 가까운 신경과/이비인후과나 응급실로 가서 진료를 보세요.
네. 병원에 가면 바로 알 수 있나요?
어지러울 때 진찰을 해보면 쉽게 감별이 되고, 뇌 MRI로 뇌졸중을 바로 확인할 수 있습니다.
제가 뇌졸중이면 죽는 건가요 ㅜㅜ 제발 도와주세요!!
신속한 진단과 치료로 좋아질 수 있어요!!

지금까지 어지럼을 유발하는 질병으로 전정계 질환, 이석증, 메니에르병, 전정신경염 등에 대해 설명했는데요, 이 밖에 우리가 유의해서 살펴보아야 할 질병 중 하나가 뇌질환으로 인한 급성 어지럼증입니다.

뇌질환 때문에 급성 어지럼이 발생하기도 하나요?

급성 어지럼은 말초 또는 중추 전정신경계의 갑작스러운 불균형으로 인해 수일간 지속하는 어지럼, 자세 불안, 오심, 구토, 안진을 보이는 경우를 말합니다.

급성 어지럼의 원인으로 내이 질환인 전정신경염이 가장 흔합니다. 하지만, 약 20%에서는 뇌간과 소뇌의 뇌졸중이 원인이 되기도 하는데요, 뇌간이나 소뇌의 뇌졸중에서는 청력저하나 신경학적 증상 없이 전정신경염과 아주 유사한 임상 증상과 징후가 발생할 수 있어 항상 주의를 필요로 합니다.

이런 경우를 '가성 전정신경염'이라고 부르는데요. 만일 평생 처음으로 어지럼과 자세 불안이 발생했다면 가까운 신경과나 이비인후과 또는 응급실을 방문하여 뇌질환에 의한 어지럼인지 여부를 확인하는 것이 좋습니다.

뇌질환 증세와 유사한 전정신경염의 특징은 무엇인가요?

전정신경염은 말초 전정기관이나 전정신경의 염증에 의해 발생하는 질환입니다.

특징적 증상은 청력저하나 신경학적 증상 없이 수분에서 수시간에 걸쳐 심해지는 어지럼증, 오심, 구토, 자세 불안 등으로 나타납니다. 또한, 전정신경염 환자들은 어느 쪽을 쳐다보든지 한쪽으로만 향하는 눈 떨림(안진이라고 부름) 증상을 보이는데요, 일반적으로 아주 심한 자세 불안은 보이지 않으며, 급성기에는 한쪽으로 몸이 기울어지는 경향이 있습니다.

병원을 방문하시면 안진의 특징, 두부충동검사, 자세 불안 정도,

지시검사와 신경학적 증상의 동반유무에 의해 쉽게 진단할 수 있습니다. 대부분 수일 이내에 심한 어지럼과 구토는 호전되고, 수주나 수개월에 걸쳐서 어지럼과 자세 불안도 좋아지는 경과를 보입니다.

뇌질환에 의한 어지럼은 전정신경염과 어떻게 감별하나요?

급성 어지럼으로 방문한 환자를 진찰할 때 가장 중요한 점은 여러 증세 중 뇌질환에 의한 원인을 감별하는 것입니다. 뇌간과 소뇌의 뇌졸중에서 흔히 관찰되는 신경학적 징후 즉, 반신 또는 사지무력감, 감각이상, 시야 장애, 복시, 안면 마비, 말하기 어려움(구음 장애), 삼키기 어려움(연하 곤란), 운동실조 등이 동반된다면, 뇌졸중을 쉽게 생각할 수 있습니다.

그러나 이러한 징후 없이 단지 어지럼과 자세 불안만을 호소할 때는 감별이 쉽지 않습니다. 특히, 가성 전정신경염 환자 절반 정도가 전정신경염과 아주 유사한 안진을 보이기 때문에 단순히 안진의 양상만으로 전정신경염과 가성 전정신경염을 감별하기는 매우 어렵습니다.

뇌졸중으로 인한 어지럼증의 특징은 갑자기 발생하며, 움직이지 않고 가만히 누워 있을 때도 계속되고, 전정신경염과는 다르게 어지럼이 그다지 심하지 않을 수도 있습니다. 고혈압, 당뇨병, 고지혈증, 흡연, 과음, 심장질환 등 뇌졸중의 위험인자가 있는지를 확인해야 하며, 이전에 겪지 못했던 심한 두통이나 심한 자세 불안을 동반하는 어지럼의 경우에는 중추성 원인을 생각해볼 수도 있습니다. 또한, 한쪽 귀의 청력장애가 동반되거나, 전정신경염과 유사한 안진이 있음에도 두부충동검사가 정상인 경우나, 다른 전정기능검사에서 중추성 병변을 시사하는 징후가 보인다면 뇌질환을 의심해야 합니다.

만일 임상 양상은 전정신경염과 아주 유사한데 48시간이 지난 이후에도 어지럼 정도에 변화가 없다면 뇌 촬영을 고려해야 합니다. 실제 전정신경염이 의심되는 환자들에서 다음 표와 같은 증상이나 징후들이 관찰된다면 가성 전정신경염일 가능성이 높으므로 반드시 뇌 촬영을 고려해야 합니다.

급성 어지럼 환자에서 뇌 촬영이 필요한 경우

- 신경학적 증상이 동반된 경우
- 심한 자세 불안이 동반된 경우
- 이전에 겪지 못했던 심한 두통이 동반된 경우
- 중추성 안진을 동반하는 어지럼
- 두부충동검사가 정상인 경우
- 한쪽의 청력 저하가 동반된 경우
- 48시간이 지나도 어지럼의 정도에 변화가 없는 경우
- 다른 전정기능검사에서 뇌질환이 의심되는 소견이 보인 경우

뇌질환에 의한 어지럼을 놓치면 위험한가요?

모든 뇌질환에 의한 어지럼이 위중한 것은 아닙니다. 하지만 뇌간에 발생하는 뇌졸중은 다른 부위의 뇌졸중에 비해 치명적인 경우가 흔하며, 후유증도 심각할 수 있어서, 증상 초기에 적절히 치료하는 것이 매우 중요합니다. 특히, 하부 소뇌경색은 부종으로 인한 뇌간 압박으로 위험한 결과를 초래할 수도 있습니다.

뇌질환에 의한 어지럼이 의심되면 어떤 검사를 하나요?

안타깝게도 가격이 비교적 저렴한 뇌 CT로 뇌질환에 의한 어지

럼을 진단하기 어려운 경우가 많습니다. 급성 어지럼 환자를 진찰한 후에 뇌질환에 의한 어지럼이 의심된다면 뇌 MRI를 시행하는 것이 좋습니다. 하지만, 뇌 MRI를 너무 빨리 찍은 경우 급성 뇌졸중의 약 20%에서 MRI가 정상으로 나타날 수 있습니다. 그래서 초기 MRI가 정상이더라도 환자의 임상 경과를 주의 깊게 관찰해야 합니다. 만일 증상이 너무 오래 지속하거나, 새로운 신경학적 이상 등이 발생한다면 뇌 MRI를 추가로 촬영해야 합니다.

뇌질환에 의한 어지럼은 어떻게 치료하나요?

뇌질환은 다양한 원인에 따라 그에 맞는 적절한 치료가 이루어져야 합니다.

급성 어지럼의 중추성 원인은 대부분 뇌졸중으로, 다른 신경학적 이상이 동반된 어지럼의 급성기(증상 발생 후 4.5시간 이내)에는 혈전용해술을 시행하기도 하지만, 어지럼만 발생한 경우에는 일반적으로 약물치료를 합니다. 뇌 MRI에서 뇌경색이 확인되는 즉시 항혈소판제와 수액 치료 등이 기본적으로 시작되고, 어지럼과 구토가 심하면 전정기능억제제 같은 약물도 단기적으로 투여합니다. 심장 질환에 의한 이차적인 뇌졸중은 항응고제로 치료합니다. 일부 환자는 뇌혈관 스텐트 같은 시술을 받기도 하고, 뇌출혈이나 뇌간을 압박하는 소뇌경색 환자는 수술적 치료를 받기도 합니다. 급성 어지럼 증상이 호전되는 즉시 전정재활을 시행하면, 중추 보상 기전을 증대시켜 어지럼과 자세 불안 호전에 도움을 줄 수 있습니다.

어지럼 전문가들이 쉽게 알려주는 **어지럼증 바로알기**

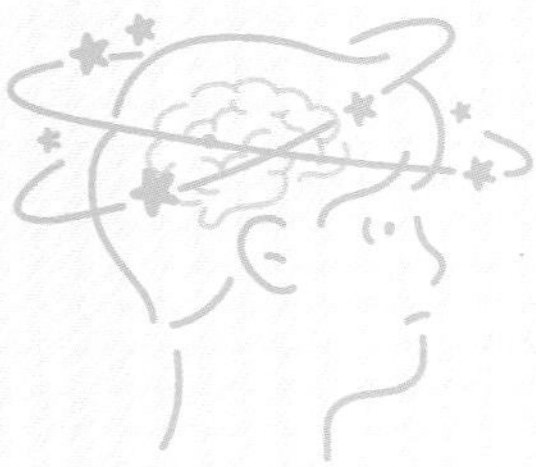

09

뇌혈관질환으로도 어지럼이 생길 수 있어요

부산대 **최재환**

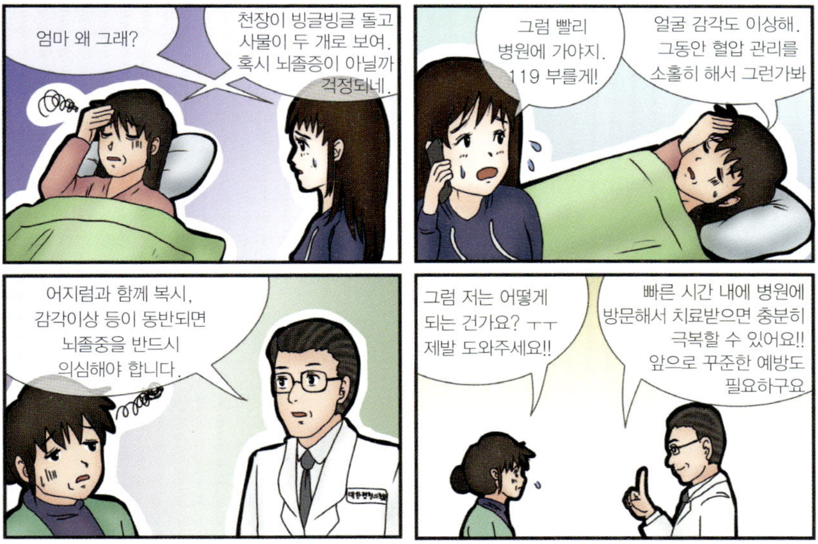
엄마 왜 그래?
천장이 빙글빙글 돌고 사물이 두 개로 보여. 혹시 뇌졸중이 아닐까 걱정되네.
그럼 빨리 병원에 가야지. 119 부를게!
얼굴 감각도 이상해. 그동안 혈압 관리를 소홀히 해서 그런가봐
어지럼과 함께 복시, 감각이상 등이 동반되면 뇌졸중을 반드시 의심해야 합니다.
그럼 저는 어떻게 되는 건가요? ㅜㅜ 제발 도와주세요!!
빠른 시간 내에 병원에 방문해서 치료받으면 충분히 극복할 수 있어요!! 앞으로 꾸준한 예방도 필요하구요

고혈압으로 치료받는 분 중에는 어느 날 갑자기 머리가 핑 도는 어지럼을 느끼거나 물체가 두 개로 겹쳐 보이는 복시 증세가 나타나는 경우가 있는데요, 그럴 경우 뇌혈관질환에 의한 어지럼증을 의심해볼 수 있습니다. 지금부터 신속한 대처와 치료가 무엇보다 중요한 뇌혈관질환에 의한 어지럼에 대해 알아보도록 하겠습니다.

뇌혈관질환에서도 어지럼이 발생하나요?

우리 몸의 균형을 유지하는 데 중요한 역할을 하는 뇌줄기나 소뇌 등에 뇌혈관질환이 발생하면 어지럼이 발생할 수 있습니다.

뇌혈관질환은 크게 뇌혈관이 막혀 발생하는 뇌경색과 혈관이 터져 발생하는 뇌출혈로 나뉘는데요, 이 중 뇌혈관질환에 의한 어지럼의 가장 흔한 원인은 뇌줄기와 소뇌에 혈액을 공급하는 척추뇌기저동맥 협착에 의한 뇌경색입니다. 뇌경색이 발생하면 심각한 신경학적 장애를 초래할 수 있기 때문에 반드시 적극적인 치료를 진행해야 합니다(그림 9-1).

어떤 경우 뇌혈관질환에 의한 어지럼을 의심할 수 있나요?

뇌줄기나 소뇌에는 몸의 균형을 유지하는 전정기관 외에 여러 중요한 신경들이 존재합니다. 따라서 뇌혈관질환으로 인한 어지럼에서는 다른 신경학적 증상을 동반할 수 있습니다. 즉, 한쪽 팔다리에 기운이 없거나 감각이 저하되고, 말을 하는 데 어려움이 생기고, 사물이 여러 개로 보이는 등의 증상이 나타난다면 반드시 뇌혈관질환을 의심해야 합니다.

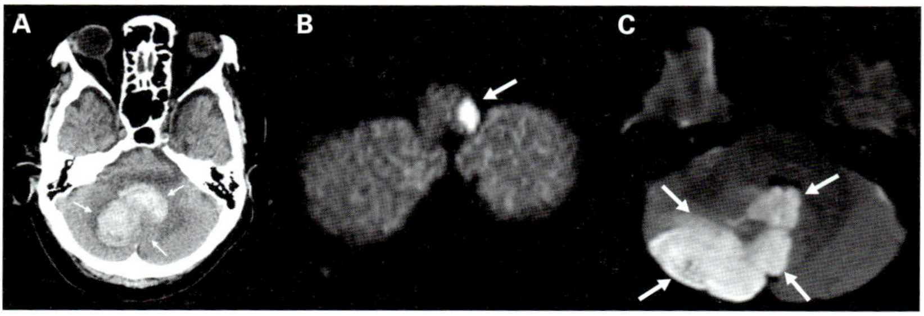

그림 9-1 어지럼을 유발하는 뇌출혈(A, 소뇌출혈)과 뇌경색(B, 연수경색; C, 소뇌경색)

하지만 일부에서는 다른 신경학적 증상 없이 어지럼만 단독으로 발생할 수도 있습니다. 따라서 고령이나 고혈압, 당뇨, 심장질환, 고지혈증, 흡연 등 뇌혈관질환의 위험인자가 있는 사람이 갑자기 어지럼을 느끼거나, 어지럼과 함께 이전에는 없던 심한 두통이 동반되고, 심한 자세 불안으로 혼자 서 있거나 걸을 수 없다면 신경학적 증상이 없더라도 뇌혈관질환을 의심할 수 있습니다.

이런 경우 뇌혈관질환에 의한 어지럼을 의심하세요!

- 한쪽 팔다리에 힘이 없거나 감각 저하가 있는 경우
- 술 취한 사람처럼 말이 어눌한 경우
- 음식물을 삼킬 때 사레가 걸리는 경우
- 물체가 둘로 보이는 복시 증상이 동반되는 경우
- 이전에는 없던 두통이 동반되는 경우
- 혼자 서 있지 못하거나 걸을 수 없는 경우

뇌혈관질환으로 인한 어지럼은 어떻게 진단하나요?

다른 질환과 마찬가지로 먼저 자세한 병력 청취가 필요합니다. 이때 반드시 확인해야 할 사항은 어떤 상황에서 어지럼이 발생했는지, 과거에도 유사한 증상이 있었는지, 얼마나 오래 지속하는지, 어지럼 외 다른 동반 증상이 있는지 등을 살피는 것입니다. 뇌혈관질환에 의한 어지럼은 대부분 처음 나타나고, 증세가 24시간 넘게 지속하고, 자세 변화와 관계없이 계속되는 경우가 많습니다.

또한 고혈압이나 당뇨와 같은 뇌혈관질환의 위험인자가 있는지도 확인해야 합니다.

병력 청취 후에는 진찰 및 전정기능검사를 통해 어지럼의 원인을 유추할 수 있습니다. 어지럼 환자의 경우 눈이 주기적으로 떨리는 안진이 관찰되기 때문에 진찰을 통해 안진 유무와 양상을 평가합니다. 이와 함께 신경학적 진찰을 통해 뇌신경 이상이나 상하지 위약감, 감각 저하, 소뇌기능장애, 보행장애 등을 평가합니다.

뇌혈관질환에 의한 어지럼에서 가장 중요한 검사는 아무래도 뇌 영상입니다. 뇌 컴퓨터단층촬영의 경우 뇌출혈 진단에는 도움이 되지만 뇌경색 초기에는 정상인 경우가 많기 때문에 컴퓨터단층촬영 결과가 정상이더라도 뇌혈관질환이 아니라고 단언할 수 없습니다.

따라서 뇌경색 진단에 가장 도움이 되는 뇌 자기공명영상과 자기공명혈관촬영 검사를 진행해야 합니다. 특히 뇌 자기공명영상 중 확산강조영상이라는 특수영상기법을 이용하면 급성 뇌경색 유무를 빠르게 확인할 수 있으며, 뇌줄기나 소뇌 부위의 작은 병변도 찾을 수 있습니다. 또한, 자기공명혈관촬영을 통해 뇌혈관 상태를 평가할 수 있어 뇌혈관 질환에 의한 어지럼 진단에 아주 유용합니다(그림 9-2).

뇌 자기공명영상이 뇌경색에 의한 어지럼 진단에 큰 도움이 되지만, 일부에서는 초기에 병변이 확인되지 않을 수도 있습니다. 특히 어지럼 발생 24시간 이내에 뇌영상을 시행한 경우나 병변이 아주 작을 때는

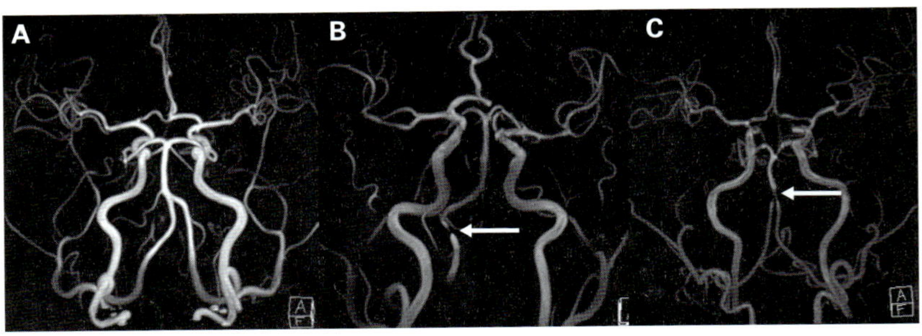

그림 9-2 정상(A)과 척추뇌기저동맥의 협착(B와 C, 화살표)을 보이는 자기공명혈관촬영 소견

뇌 자기공명영상 검사가 정상으로 나타날 수도 있습니다. 이 경우 안진 검사와 같은 진찰 소견이 매우 중요하며, 뇌영상이 정상이라 하더라도 뇌혈관질환이 의심되는 진찰 소견이 있다면 반드시 확산강조영상 재촬영이 필요합니다.

뇌혈관질환으로 인한 어지럼은 어떻게 치료하나요?

치료는 뇌혈관질환 종류에 따라 다릅니다. 일반적으로 뇌경색 치료는 크게 급성기 치료와 재활 치료로 나눌 수 있습니다.

뇌경색 환자의 경우 대부분 증상 발생 3~6시간 이내에 병원에 도착하면 혈전용해제를 사용해 치료할 수 있습니다. 물론 증상이 경미하거나 혈전용해제에 의한 출혈 등의 부작용이 크다고 판단되면 혈전용해제 치료가 적합하지 않은 것으로 판단할 수도 있습니다. 하지만 기저동맥이 막힌 경우에는 후유증이 매우 크기 때문에 빠른 시간 내에 혈전용해제 투여가 필요합니다(그림 9-3).

뇌경색 치료에 있어 가장 중요한 점은 발생 초기 신속한 조치입니다. 따라서 뇌경색에 의한 어지럼이 의심된다면 지체 없이 119를 누르고 도움을 청해야 합니다.

그러나 안타깝게도 많은 경우 시간이 많이 경과한 뒤에 병원 방문이 이루어지고 있습니다. 이처럼 많은 시간이 지나 병원에 도착해 혈전용해 치료가 적합하지 않게 되면 수액요법을 통해 뇌 혈류를 증가시키고, 더 이상 진행을 방지하기 위해 항혈소판제나 항응고제를 투여합니다. 또한, 소뇌 부위의 뇌경색이 클 경우에는 뇌부종이 진행하여 사망할 수도 있기 때문에 뇌압강하제를 투여해 뇌부종을 조절해야 합니다.

급성기 치료가 끝나면 신체 기능 회복을 위한 재활 치료가 필요합니다. 뇌줄기나 소뇌 병변에서는 연하장애나 보행 이상 등이 자주 동

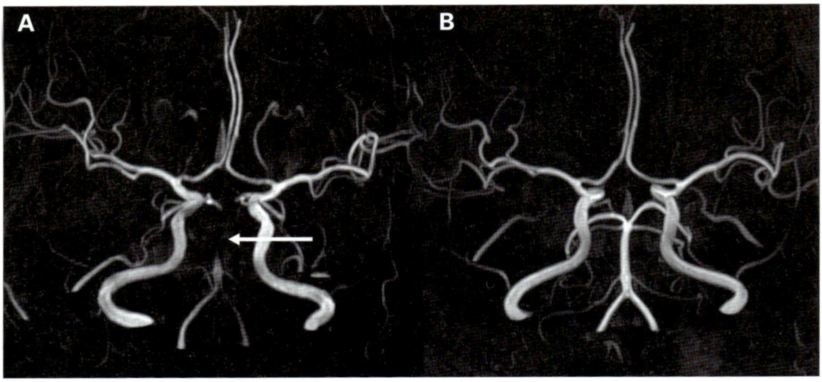

그림 9-3 (A) 자기공명혈관촬영에서 관찰되는 기저동맥 폐색(화살표). (B) 혈전용해제 투여 후 재개통된 기저동맥

반하기 때문에 이에 대한 재활 치료를 빨리 시작해야 하며 체계적이고 지속적으로 하는 것이 좋습니다. 이와 함께 뇌경색 재발을 막기 위해 항혈소판제나 항응고제를 꾸준히 복용해야 하고, 고혈압이나 당뇨와 같은 위험인자에 대한 관리가 필요합니다.

뇌출혈인 경우에는 뇌압강하제와 혈압강하제 등을 투여하여 뇌부종을 줄이고 혈압을 안정시킵니다. 하지만 출혈량이 많아 뇌부종이 심해지면 뇌감압술 등 수술적 치료가 필요합니다. 뇌경색과 마찬가지로 뇌출혈 후에도 신체 기능 회복을 위한 재활 치료가 필요합니다.

뇌혈관질환으로 인한 어지럼은 예방할 수 있나요?

물론 예방할 수 있습니다. 이는 일반적인 뇌혈관질환 예방과 크게 다르지 않습니다. 가장 중요한 점은 뇌혈관질환을 일으킬 수 있는 위험인자를 확인하고 관리하는 것입니다. 특히 고혈압, 당뇨, 고지혈증, 심장질환 등이 있는지 주기적으로 평가하고 이에 대한 예방이 필요합니다.

규칙적인 생활습관과 적절한 운동 등으로 신체를 안정적으로 유지하려는 노력도 중요합니다. 규칙적인 운동은 혈압을 낮추고 비만을 예방할 뿐만 아니라 스트레스를 낮추어 줍니다. 뇌혈관질환에 도움이 되는 운동은 지속적인 유산소 운동 즉 걷기, 달리기, 자전거 타기 등입니다. 이때, 적절한 운동 강도로 일주일에 3~4회 정도 하는 것이 좋습니다.

여러가지 이유로 혈액 순환장애가 우려되는 환자분들에게는 예방적인 약물치료도 사용되고 있습니다. 특히 부작용이 염려되어 생약제제를 찾는 경우에는 표준화된 은행잎특수추출물(EGb 761) 등을 사용해 볼 수도 있습니다.

과음, 흡연 및 과도한 염분섭취 등은 뇌혈관질환을 유발할 수 있기 때문에 피하는 것이 좋습니다.

이것만은 꼭 기억합시다!

뇌혈관질환으로 인한 어지럼에서 가장 중요한 것은 예방이며, 위험인자를 찾아 교정하고 치료하는 것입니다. 만약 어지럼과 함께 한쪽 팔다리에 힘이 없거나 감각 저하, 말을 하는 데 어려움이 생기고, 사물이 여러 개로 보이는 등의 증상이 발생한다면 반드시 신속하게 신경과 의사의 진찰을 받아야 합니다. 이런 경우 증상 발생 후 6시간 이내에 병원을 찾아야 혈류 개통을 위한 치료를 받을 수 있습니다.

어지럼 전문가들이 쉽게 알려주는 **어지럼증 바로알기**

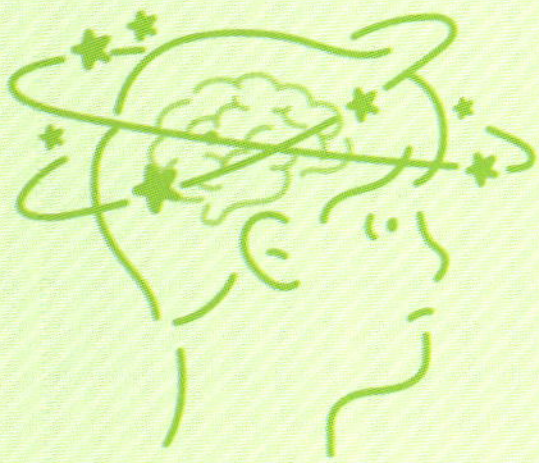

10

전정편두통, 머리가 아프고 어지러워요

충남대 정성해

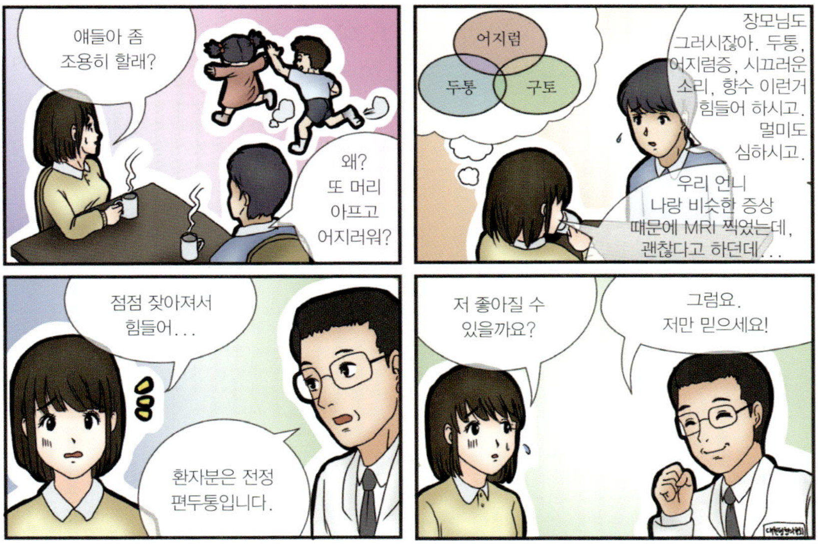
얘들아 좀 조용히 할래?
왜? 또 머리 아프고 어지러워?
어지럼
두통
구토
장모님도 그러시잖아. 두통, 어지럼증, 시끄러운 소리, 향수 이런거 힘들어 하시고. 멀미도 심하시고.
우리 언니 나랑 비슷한 증상 때문에 MRI 찍었는데, 괜찮다고 하던데...
점점 잦아져서 힘들어...
환자분은 전정 편두통입니다.
저 좋아질 수 있을까요?
그럼요. 저만 믿으세요!

편두통이나 편두통에 수반되는 증상과 함께 반복적인 어지럼을 호소하는 경우 전정편두통의 가능성을 고려해봐야 하는데요, 전정편두통의 정확한 진단을 위해서는 두통과 어지럼증으로 발현할 수 있는 다른 원인이 배제되어야 하기에 전문의의 도움이 필요합니다. 그럼 지금부터 전정편두통에 대해 알아보도록 하겠습니다.

전정편두통의 증상은 무엇인가요?

편두통이라고 하면 흔히 한쪽 머리에만 통증이 나타나는 증세를 떠올리기 쉬운데요. 실제 전정편두통을 앓는 환자 중에는 특정한 원인 없이 머리 전체에 통증을 느끼는 경우가 더 많습니다. 주로 10대에 발병하며, 뇌에 기질적인 병변 없이 머리 한쪽 혹은 전체에 욱신욱신한 박동성 두통이 재발과 호전을 반복한다면 전정편두통을 의심할 수 있습니다. 또한, 두통과 함께 오심, 구토, 빛공포증(*photophobia*), 소리공포증(*phonophobia*), 냄새공포증(*osmophobia*)을 동반하는 경우도 종종 볼 수 있습니다(그림 10-1).

여성은 생리 주기와 밀접한 관련을 보이기도 하고, 가족력이 있는 경우가 많다는 점을 특징으로 꼽을 수 있습니다.

일부 환자에서는 두통이 생길 무렵, 눈이 안 보이거나 번쩍거리는 시야 이상을 보이기도 하고, 한쪽 팔다리의 힘이 빠지기도 하며, 어지럼을 느끼기도 합니다.

나는 편두통일까?	
1. 두통이 있을 때 주로 한쪽 머리가 아프다.	(○/×)
2. 욱신욱신 하거나 쿡쿡 쑤시듯 아프다.	(○/×)
3. 두통 때문에 일상생활에 지장을 받거나 일상생활을 하기 힘들다.	(○/×)
4. 걷거나 계단을 오르면 두통이 더 심해지고 가만히 있으면 편해진다.	(○/×)
5. 두통이 있을 때 구역질이 나거나 구토가 동반된다.	(○/×)
6. 밝은 곳에 있거나 시끄러운 소리를 들으면 두통이 생기거나 더 심해진다.	(○/×)
※ 1~4번 항목 중 2개 이상, 5~6번 항목 중 1개 이상 "예"라고 답하면 편두통이 의심. 자료: 국제 두통학회	

그림 10-1 편두통 진단 설문

다음은 전형적인 전정편두통 환자의 사례입니다.

전정편두통

만성 두통과 어지럼을 호소하는 38세 여성 환자가 방문했습니다. 그녀는 어렸을 때부터 두통이 있었고, 체하기만 하면 여지없이 속이 메슥거리고, 머리가 지끈거린다고 했는데요, 인근 병원을 방문해 여러 차례 내시경도 받아보았지만, 그때마다 큰 이상은 없다는 소견을 들었다고 합니다.

하지만 인근 병원의 진단 결과와 달리 그녀의 두통과 어지럼은 사라지지 않았습니다.

그녀는 아이들이 크게 떠들고 노래하거나, 번쩍거리는 빛에 노출될 때, 향수나 화장품, 휘발유 등 자극적인 냄새에 노출되었을 때 더 심한 두통과 어지럼으로 고생해야 했습니다. 이러한 증상은 생리 때가 되면 출근하기가 힘들 정도로 심해졌고, 생리 주기가 다가오면 미리 걱정부터 해야 했습니다. 최근에는 3D 영화를 보러 갔는데, 영화가 시작되자 속이 메슥거리고, 머리가 지끈거리고 어지러워 중간에 혼자 극장을 나와야 했다고 합니다.

가족 중 외할머니와 어머니, 언니도 비슷한 증세로 어려움을 겪고 있었는데요, 특히 외할머니께서는 멀미가 심해 버스 여행을 다녀오면 며칠씩 앓아 누워 계셨다고 합니다.

그녀는 두통이 있을 때마다 동네 약국에서 진통제를 사 먹곤 했는데요, 최근에는 점점 두통 빈도도 잦아지고, 어지럼도 심해졌을 뿐 아니라 약효도 이전과 같지 않아 진통제 수를 점점 늘려야 했습니다. 얼마 전에는 혹시라도 머리에 이상이 있는 것은 아닌지 궁금해 병원을 찾아 뇌영상까지 찍어봤는데도 정상 판정을 받았다고 합니다.

환자는 이처럼 원인 모를 두통과 어지럼, 메슥거림 등으로 인해 삶의 질 저하는 물론, 직장에서 일의 성취까지 점점 떨어지면서 우울증을 걱정하고 있었습니다.

체하면 두통과 어지럼증이 생기는데 이런 증세도 편두통 관련 어지럼증인가요?

전정편두통, 편두통 관련 어지럼의 특징적인 소견이 오심과 구토입니다. 물론 두통과 어지럼은 다른 여러 질환에 의해서도 나타날 수 있습니다. 실제로 소화기 질환이나, 감기, 폐렴 같은 감염성 질환에서도 두통, 어지럼증, 구토를 동반할 수 있습니다. 하지만 이들 질환의 주된 증상은 두통과 어지럼증이 아닙니다. 따라서 반복되는 두통과 어지럼증이 주된 증상이면서 오심, 구토가 동반되며, 다른 검사상 이상이 없다면, 전정편두통 가능성을 우선적으로 고려해 볼 수 있습니다.

편두통은 왜 생기나요?

안타깝게도 편두통의 정확한 원인은 현재까지 밝혀지지 않고 있는데요. 가장 널리 알려진 이론은 주기적인 대뇌피질의 혈류이상과 이로 인한 삼차신경절 통각 수용체 활성화 이론입니다.

또한, 세로토닌이나 칼시토닌유전자 연관 펩타이드 등 신경계 전달물질들이 관여해 신경염증 반응을 일으켜 두통이 발생하는 것으로 판단하고 있습니다(그림 10-2).

이 밖에 호르몬이 편두통에 관여할 것으로 생각되고 있는데요. 실제로 많은 여성 환자에서 생리 직전이나 생리 중에 두통이 발생하거나 악화하는 것으로 관찰되고 있습니다. 또한, 일부 환자에서 임신 동안 두통이 호전되고, 출산 후에 악화하는 경향을 보입니다. 폐경기 이후에

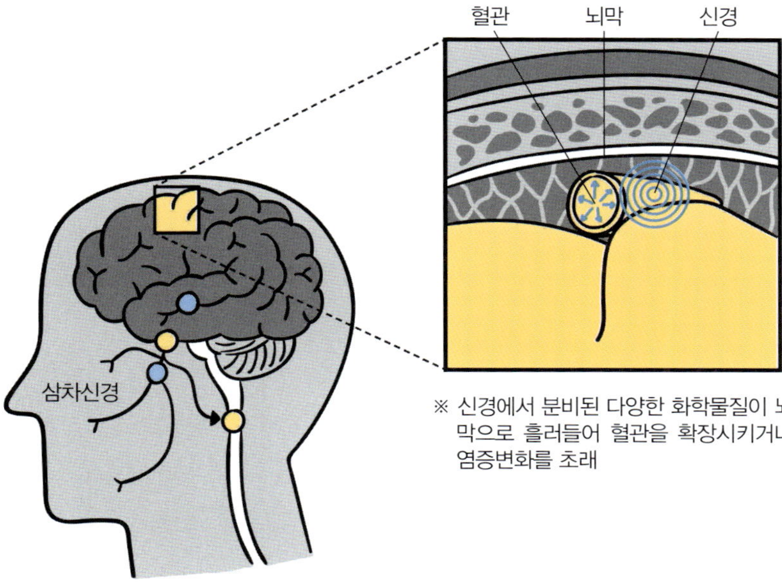

그림 10-2 편두통의 발생 기전

두통이 호전되는 것도 호르몬과의 관련성을 시사합니다.

전정편두통 치료는 어떻게 하나요?

아직 전정편두통과 관련해 확립된 예방적 치료법은 없습니다. 하지만 국내 연구진의 연구 결과를 보면 편두통 예방 치료제로 편두통뿐만 아니라, 어지럼증, 멀미도 호전되는 것으로 알려져 있습니다. 따라서, 편두통 치료제를 전정편두통에도 적용하고 있습니다.

전정편두통 치료는 크게 유발인자의 제거, 급성기 치료, 예방 치료로 나누어 볼 수 있으며, 전문의의 진료가 필요합니다.

전정편두통 예방, 이렇게 하면 도움이 됩니다

우리의 생활은 먹고, 자고, 생각하고, 행동하는 일상의 반복으로 이루어집니다. 두통과 어지럼증은 이러한 반복적인 일상 속에서 나타나는 하나의 이상 증상입니다. 전정편두통은 스트레스나 수면장애 이외에도 식습관이 영향을 미치기 때문에 이에 대한 점검과 고려가 필요합니다. 따라서 평소 증상일기를 기록해 두통과 어지럼증을 유발하는 생활습관을 점검하고 바꿔 가는 것이 도움이 됩니다.

다음은 전정편두통을 예방하는 데 도움을 주는 올바른 생활 습관입니다.

첫째, 끼니를 거르지 말아야 합니다. 6시간 이상 음식을 섭취하지 않는 것은 증상을 유발하는 주요 원인 중 하나이기 때문입니다.

둘째, 아침에 일어날 때 머리가 아프다면 취침 전에 가벼운 음식을 먹고 자도록 합니다. 예를 들면 한잔의 우유, 한두 장의 치즈, 작은 샌드위치 등을 가볍게 먹으면 수면 중 과도한 혈당 저하에 의한 두통을 예방할 수 있습니다. 그러나 취침 시 너무 과도한 음식을 섭취하면 숙면을 방해하고 뇌 혈류 저하로 오히려 아침에 머리가 무겁고 아플 수 있으니 주의해야 합니다.

셋째, 전정편두통을 일으키는 식품과 음료수를 피하도록 합니다. 피해야 할 대표적인 음식으로는 치즈, 식초, 초콜릿, 양파, 적포도주, 동물의 간과 콩팥, 인스턴트 캔, 수프, 가공육류, 감자 및 옥수수 스낵류, 가공 조미료 및 육류조리용 첨가제, 샐러드드레싱, 마요네즈, 소시지, 베이컨, 훈제생선, 살라미, 페퍼로니, 아스파탐이 함유된 껌이나 아이스크림 등이 있습니다.

이 밖에 커피를 너무 많이 마시지 말아야 하며, 증상을 유발하는 향기나 냄새가 있다면 피하도록 합니다. 또한, 주변사람이나 가족들에게도 병의 특성상 소리, 빛, 냄새 등에 의해 증상이 유발되거나 악화될 수 있음을 알리고, 이해를 구하는 것이 좋겠습니다.

11

파킨슨병에서도 어지럼이 생겨요

울산대 **박지윤**

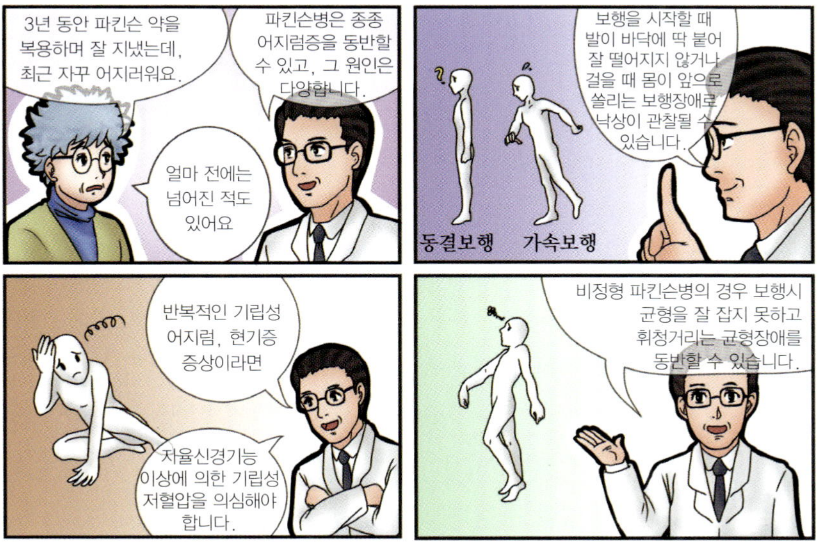

파킨슨병은 느린 행동(서동), 떨림(진전), 근육 강직이나 자세 불안정 등을 보이는 대표적인 이상운동질환입니다. 이러한 증상과 함께 다양한 비운동계 증상을 동반할 수 있으며, 자율신경계 이상 증상, 이상 행동, 수면장애, 우울증, 인지기능 장애, 후각 이상을 포함한 감각 이상 등이 나타날 수 있습니다. 파킨슨병은 보

행장애를 포함한 다양한 증상으로 일상생활과 사회생활에 장애가 발생하고 어지럼도 흔하게 호소하지만, 적절한 치료를 받으면 대부분 일상 생활을 영위할 수 있는데요, 지금부터 파킨슨병에 대해 자세히 알아보도록 하겠습니다.

파킨슨병은 왜 생기나요?

대표적인 신경퇴행성 질환 중 하나인 파킨슨병은 중뇌 흑색질 부위의 도파민 세포가 점점 줄어들면서 발생합니다.

우리 뇌에 도파민이 부족하면 주로 운동기능에 장애가 발생하면서 진전, 강직, 서동증 등 파킨슨병의 운동증상이 나타납니다. 현재까지 도파민 부족의 원인이 확실하게 알려지지 않아 '특발성(idiopathic)'이라는 용어를 사용하는데요, 따라서 파킨슨병은 대부분 특발성파킨슨병과 같은 의미로 사용됩니다.

파킨슨병은 왜 어지럽나요?

파킨슨병을 겪는 많은 환자가 어지럼을 함께 호소하는데요, 뇌의 다양한 퇴행성 질환들은 시각계, 전정신경계, 체성감각계의 상호작용을 담당하는 중추신경의 기능 장애를 초래하면서 균형장애나 어지럼을 유발하게 됩니다. 또한, 기립성 저혈압, 보행장애, 심리적 불안감 등 다양한 원인에 의해서도 어지럼이 발생합니다.

이러한 어지럼은 낙상 위험성을 높이고, 삶의 질을 감소시키므로 이에 대한 정확한 확인이 필요합니다. 따라서 파킨슨병의 진단과 치료를 위해서는 자세한 병력 청취와 함께 다각적인 접근이 필요합니다.

파킨슨병에 동반하는 대표적인 어지럼 증상에 대해 알려주세요

첫째, 일어날 때 어찔하게 어지럽고 기운이 빠지면서 주저앉고

싫어집니다.

특히 누웠다 일어날 때나 앉아있다가 일어날 때 어지럼과 현기증을 느끼며, 심하면 실신이나 낙상이 일어날 수 있습니다. 이때 다시 누우면 증상이 호전되는 특징을 보인다면 자율신경기능 이상에 의한 기립성저혈압을 의심해야 합니다. 자율신경이란 혈압조절, 소화기능, 땀 분비 등 자신의 의지와 무관하게 신체활동이 자동으로 조절되는 기능을 말하는데요. 파킨슨병은 자율신경계 이상이 흔하게 발생할 수 있고, 변비, 소변 장애, 땀 분비 장애와 함께 기립성 저혈압에 의한 현기증을 동반할 수 있습니다.

이러한 증상은 파킨슨병과 연관되어 나타나거나, 복용 중인 파킨슨, 고혈압, 전립선비대증 치료약제 등이 원인이 될 수도 있습니다. 이를 객관적으로 평가하기 위해서는 자율신경 기능검사를 시행할 수 있으며, 증상에 따라 약제 변경, 약물치료, 일상생활 교정 등 증상 완화를 위한 치료들을 고려할 수 있습니다.

둘째, 걸을 때 몸이 앞으로 쏠리면서 넘어질 것 같은 증세를 동반합니다.

파킨슨병은 다양한 보행장애를 동반할 수 있는데요. 보행이나 행동이 너무 느리거나(서행), 걸을 때 발이 잘 떨어지지 않거나(동결 보행), 걸을 때 뒤에서 누가 미는 것처럼 앞으로 쏠리는 증상(가속 보행) 등으로 어지럼을 호소할 수 있으며, 낙상 위험이 있습니다. 이러한 증상은 병의 진행 정도에 따라 다양하게 나타날 수 있으며, 약물치료 및 낙상에 대한 주의가 필요합니다.

셋째, 항상 불안하고 머릿속이 맑지 않다고 느끼게 됩니다.

많은 파킨슨병 환자가 쉽게 낫지 않을 것이라는 걱정과 몸이 잘 움직이지 않는다는 생각에 불안 및 좌절감을 호소합니다. 또한, 만성 신경질환에서 쉽게 동반되는 피로감과 무력감, 멍함, 붕 뜬 기분, 기운 없음 등 특이적인 어지럼을 함께 호소하기도 합니다. 이러한 우울감이나 불안감은 파킨슨병으로 인한 생활능력 저하와 도파민 등 신경전달 물질 변화에 의한 뇌의 기능적 변화로 발생할 수 있습니다. 이 같은 어지럼은 다양한 검사에서 기질적 이상소견이 관찰되지 않기 때문에, 다양한 심리적 증상과 무력감을 함께 호소한다면 이러한 원인을 의심해 봐야 합니다.

파킨슨병 증세가 나타나면 일상생활에 어려움을 겪게 되고, 삶의 질 또한 악화될 수 있습니다. 따라서 환자와 보호자는 환자의 정서적, 정신적 상태에 대해서도 관심을 두고 꾸준한 정서적 안정과 의학적 치료를 고려해야 합니다.

넷째, 술 취한 듯 휘청거리는 증세를 보입니다.

전형적인 특발성파킨슨병에서는 잘 나타나지 않지만, 비정형 파킨슨병인 소뇌형 다계통위축증의 경우 파킨슨증상, 자율신경계 증상과 함께 운동기능에 이상이 발생하는 실조증이 관찰될 수 있습니다. 소뇌형 다계통위축증은 파킨슨병과 증상이 유사하지만, 병의 진행이 빠르고 치료에 반응이 느린 것으로 알려져 있습니다. 질병 초기에 심한 균형장애나 자율신경계 이상이 관찰된다면 소뇌형 다계통위축증을 먼저 의심하고 면밀한 진찰과 검사가 필요합니다.

소뇌실조는 파킨슨병과 다른가요?

소뇌실조증은 보행이나 행동할 때 움직임의 크기나 속도가 불규칙하여 균형을 잘 잡지 못하고 휘청거리는 증상을 보이는데요. 이는 행동이 느린 파킨슨병과는 다른 증상입니다. 두 가지 경우 모두 걷거나 행동하는 게 불편하고 둔하게 보여 일반적으로는 구별하기 어려우며, 신경과 의사의 면밀한 진찰과 몇 가지 검사가 필요합니다. 실조증과 파킨슨 증상이 함께 관찰되는 소뇌형 다계통위축증이 앞에서 언급되었지만,

실조증이 주 증상으로 나타나는 경우도 있습니다. 대표적으로 척수소뇌성 실조증, 약물이나 알코올, 소뇌의 구조적 이상 등에 의해 나타날 수 있습니다. 필요에 따라서는 안구운동검사, 혈액검사, 유전자검사 및 뇌 MRI, SPECT 등을 고려할 수도 있습니다.

어지럼 전문가들이 쉽게 알려주는 **어지럼증 바로알기**

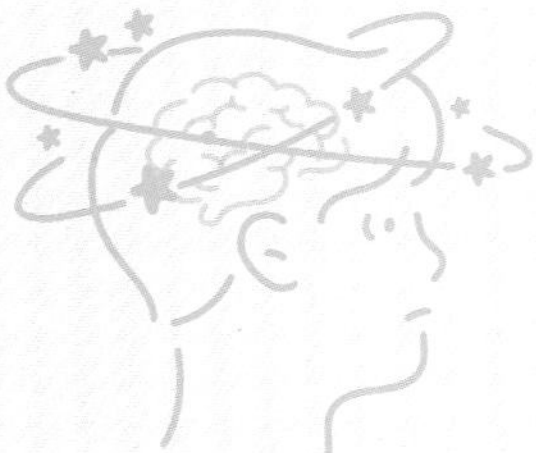

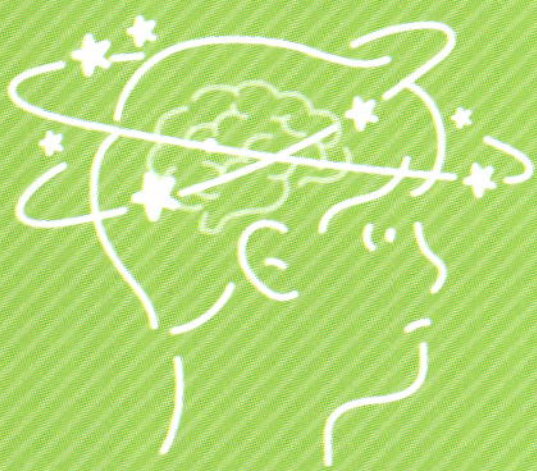

12

엄마 어지러워요!

조선대 조성일

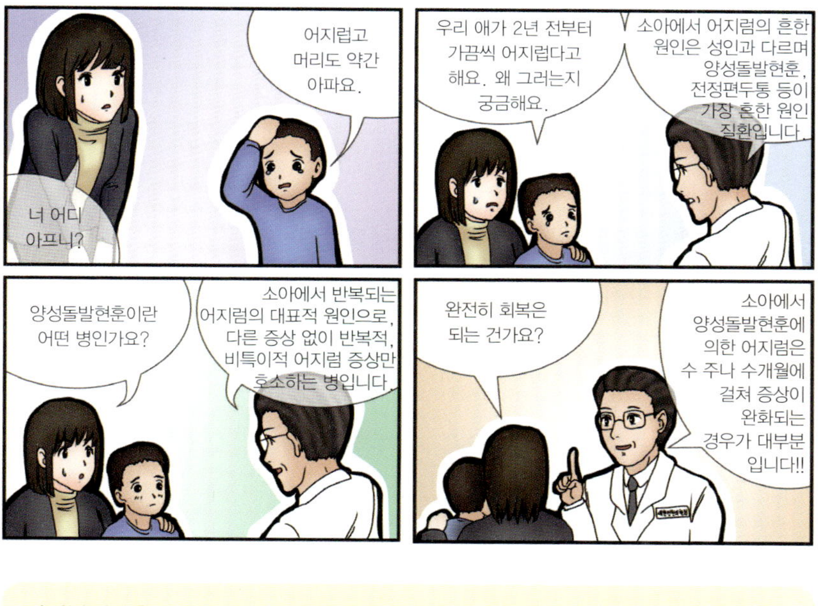
너 어디 아프니?
어지럽고 머리도 약간 아파요.
우리 애가 2년 전부터 가끔씩 어지럽다고 해요. 왜 그러는지 궁금해요.
소아에서 어지럼의 흔한 원인은 성인과 다르며 양성돌발현훈, 전정편두통 등이 가장 흔한 원인 질환입니다.
양성돌발현훈이란 어떤 병인가요?
소아에서 반복되는 어지럼의 대표적 원인으로, 다른 증상 없이 반복적, 비특이적 어지럼 증상만 호소하는 병입니다.
완전히 회복은 되는 건가요?
소아에서 양성돌발현훈에 의한 어지럼은 수 주나 수개월에 걸쳐 증상이 완화되는 경우가 대부분 입니다!!

어린아이들은 어지럼이 성인보다 적게 나타나기 때문에 잘 모르시는 분들이 많은데요. 그렇다고 아주 드문 질환은 아닙니다. 실제로 소아 5~15%가 어지럼을 한 번 이상 겪은 것으로 알려져 있는데요. 아이가 증상을 적절히 표현하지 못하거나, 증상이 오래가지 않아 지나치기 쉬운 소아 어지럼에 대해 알아보도록 하겠습니다.

소아 어지럼은 어떤 특징이 있나요?

소아 어지럼은 자주 발생하거나 오래 지속하면 집중력 장애로 이어질 수 있으며, 인지발달장애, 행동장애까지 유발할 수도 있는 질병입니다. 하지만 소아는 성인보다 표현력이나 대화 능력이 부족해 초기 발견이 쉽지 않은데요. 아이들은 두통, 아찔한 느낌, 어지럼 등을 모두 '어지럽다'고 표현할 수 있기 때문에 세심하게 관찰해야 합니다.

소아 어지럼증을 진단하기 위해서는 보호자의 역할이 중요합니다. 보호자가 어지럼의 양상, 기간이나 빈도, 발생 장소, 동반 증상 등을 주의 깊게 관찰하고 있어야 소아의 정확한 병력 청취가 가능하기 때문입니다. 실제로 어지럼이 있는지 아니면 소아가 특정 상황에서 이차 이득을 얻기 위해 어지러운 척한 것인지에 대해서도 감별이 필요합니다. 만약 놀이 과정에서 어지럽다고 하거나, 특정한 요구 사항이 없는 상황에서도 어지럼을 호소하면서 드러눕거나 구역질을 하면 실제 어지럼이 있을 가능성이 높습니다.

소아 어지럼 감별은 어떻게 하나요?

회전성 어지럼인지 아닌지, 어지럼 빈도, 지속 시간, 어지럼을 유발하는 행위와 자세는 무엇인지 등 어지럼의 양상을 구체적으로 확인해야 합니다.

어지럼과 동반하는 증상을 확인하는 것도 중요한데요. 청력감소, 이명, 귀 먹먹함과 두통, 구역질, 구토, 보행장애, 창백, 발한, 기절, 의식소실, 발작 등의 증상이 있었는지를 관찰하면 진단에 도움이 됩니다.

이후 필요한 신체검사와 전정기능검사를 하게 되며, 의식 변화나 외상이 있었다면 뇌 MRI나 CT 등의 영상검사를 시행합니다. 또한, 발작이 있었거나 의식소실이 있었다면 뇌파검사를 시행할 수 있습니다.

소아에서 흔히 발생하는 어지럼 질환에는 어떤 것이 있나요?

소아 어지럼은 성인의 어지럼과는 다른 양상을 보이며, 원인도 매우 다양합니다. 성인에서 흔한 이석증, 전정신경염, 메니에르병 등 보다는 양성돌발현훈, 전정편두통, 중이염, 정신과 질환이나 그 밖의 다양한 원인에 의해 어지럼이 발생할 수 있는데요. 소아에서 가장 흔한 원인으로는 양성돌발현훈과 전정편두통이 있습니다.

드물지만 생명에 위협이 되는 질환이 원인일 수도 있기 때문에 정확한 확인이 필요합니다. 예를 들면 두부외상으로 인한 두개 내 출혈이나 골절, 의식 소실이나 고열을 동반하는 뇌막염, 두개 내 종양이나 뇌경색, 약물 중독 가능성도 고려해야 합니다.

양성돌발현훈은 어떤 병인가요?

양성돌발현훈은 소아에서 반복되는 어지럼의 대표적 원인이 되는 질병입니다.

주요 특징은 청력 저하나 이명, 귀 먹먹함, 의식소실 등 다른 증상이 없으면서 반복적인 어지럼이 발생한다는 점입니다. 어지럼은 갑자기 나타나서 수 분에서 수 시간 후 저절로 사라지는데요, 머리 움직임이나 자세 변화와는 관계없이 나타납니다. 어지럼 증상 이외에 창백해짐, 구토나 안진, 자세 불안 등이 나타날 수도 있습니다.

일반적으로 2~6세에 많이 발생하며, 시간이 지남에 따라 점차 호전되는 경향을 보이고, 성인이 되기 전에 증상이 호전되는 경우가 대부분입니다. 그러나 약 20%의 소아 환자에서는 성인이 된 후 편두통으로 진행하는 경우가 있으며 전정편두통이 발생할 수도 있습니다.

양성돌발현훈은 왜 발생하나요?

양성돌발현훈의 발생 원인은 아직 명확히 밝혀지지 않았는데요, 성인이 된 후 편두통이 발생하는 경우도 있어서 편두통과 같은 기전으로 추측하고 있습니다. 편두통의 일반적인 기전은 어지럼을 담당하는 평형기관에 공급되는 혈액이 혈관 수축으로 인해 감소하면서 발생하는 것으로 알려져 있습니다.

아이가 머리가 아프고 어지럽다고 해요

소아 어지럼 환자에서 50~60% 정도는 두통과 함께 어지럼을 호소하는데요. 이 경우 가장 흔한 원인 질환으로 전정편두통을 확인할 수 있습니다. 이때 두통과 어지럼이 동시에 발생하지 않을 수도 있으며 두통은 편두통 양상으로 나타납니다.

전정편두통 증상은 수 분에서 수 시간 또는 수일 동안 지속하는 발작성 회전성 어지럼과 두통을 동반하며, 빛이나 소리에 대한 불편감이 있을 수 있습니다.

원인은 혈관 수축에 의한 혈류장애에 의해 발생하는 것으로 알려져 있으며 치료는 성인의 치료 방법과 같습니다. 먼저 증상을 유발하는 주변 환경이나 음식을 회피하는 방법을 시행하고, 약물치료는 증상이 심하거나 자주 발생할 경우에 일반적인 편두통 치료와 비슷하게 시행합니다.

소아에서 어지럼을 일으키는 다른 질환은 어떤 것이 있나요?

소아에서 어지럼은 청력감소를 동반한 어지럼, 청력감소를 동반하지 않는 어지럼, 신경증상을 동반한 어지럼, 신경증상을 동반하지 않는 어지럼으로 나눠볼 수 있습니다.

청력감소를 동반한 급성 어지럼으로는 중이염, 내이염, 메니에르병, 외림프누공, 측두골 골절 등이 있으며, 청력감소를 동반하지 않는 급성 어지럼으로는 양성돌발현훈, 전정편두통과 전정신경염, 이석증, 내이진탕 등이 있습니다. 신경증상을 동반한 어지럼은 뇌전증, 종양, 뇌질환 등이 있을 수 있으며, 신경증상을 동반하지 않은 지속성 어지럼은 대사, 혈액, 심혈관계 질환이나 이독성 약제, 정신과적인 문제 등이 있을 수 있습니다. 따라서 적절한 검사를 통해 여러 가지 원인 질환들을 감별해야 합니다.

중이염도 어지럼을 일으키나요?

대부분의 소아는 중이염이 있어도 어지럼증을 호소하지는 않습니다. 하지만 중이염으로 인해 어지럼이 발생할 수도 있으며 자세불균형이나 보행장애 등을 보일 수도 있습니다. 어지럼 발생 원인으로는 중이염에 의한 세균의 독성물질이 내이로 전파되거나, 중이 삼출액에 의해 내이의 압력 변화가 발생하면서 증상이 나타날 수 있습니다.

이 같은 어지럼은 대부분 중이염을 치료하면 사라지게 됩니다.

소아 어지럼은 어떻게 치료하나요?

소아에서 어지럼은 약물치료 없이 수주나 수개월에 걸쳐 증상이 완화되는 경우가 대부분입니다. 일반적으로 어지럼 예방을 위해 증상을 유발하는 환경적 요소나 음식을 피하게 합니다. 하지만, 증상이 심한 급성기에는 진토제, 전정신경안정제 같은 약물을 단기간 사용할 수 있습니다. 만성 어지럼증이나 자세불균형이 있는 경우에는 전정재활운동이 도움이 될 수 있으며, 진단에 따라 예방적 약물치료가 도움이 될 수도 있습니다.

어지럼 전문가들이 쉽게 알려주는 어지럼증 바로알기

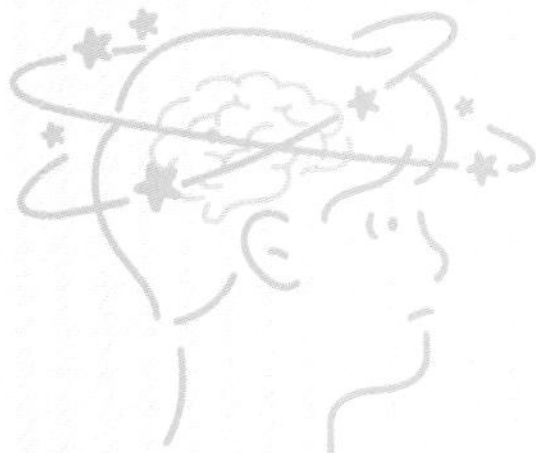

13 노화에 의한 어지럼이라구요?

인하대 김규성

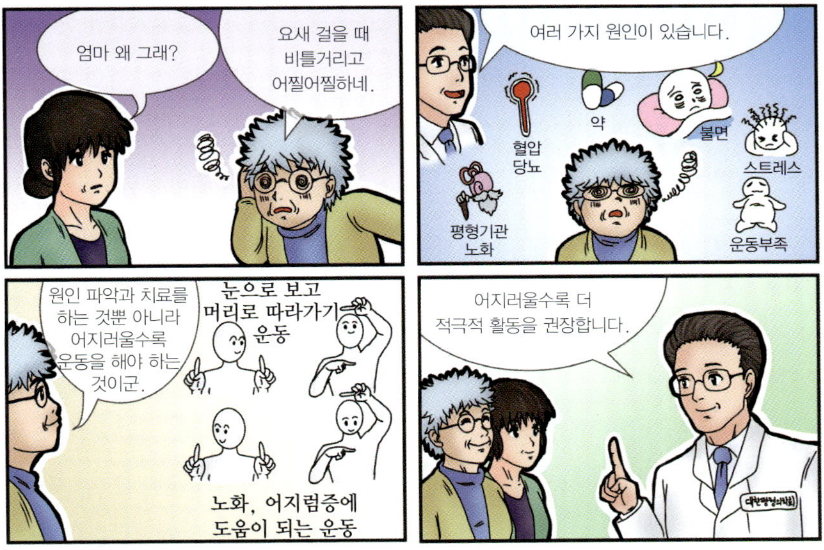

나이가 많아지고 노화가 진행되면 병에도 쉽게 걸린다는 사실을 우리 모두 잘 알고 있습니다. 그러나 '노화가 질병인가'하고 묻는다면 한마디로 대답하기는 쉽지 않습니다. 의료계가 얼굴 주름살을 개선하기 위해 의료기술을 개발하거나, 골다공증에 의한 낙상과 골절을 막기 위해 많은 노력을 기울이는 것은 노화를 질

병으로 보기 때문에 적극적인 치료법을 찾는 것인데요, 다른 한편으로는, 나이가 들어 피부에 주름이 많은 것을 피부병에 걸렸다고 하지 않으며, 노인이 되어 뼈가 약해지는 것도 자연스러운 과정으로 받아들이고 있습니다. 즉, '노화는 질병이 아니다'라고 보는 것이 아직은 일반적입니다.
그렇다면 노인이 흔하게 겪는 어지럼은 어떻게 봐야 할까요?

나이가 들어 어지러우면 모두 질병인가요?

어지럼이란 공간 안에서 나의 위치 감각에 혼란이 왔을 때 느끼는 증상입니다. 중력의 영향을 받는 지구에서 주변 환경에 대해 자신의 위치를 명확히 느낀다면 당연히 잘 걷고 잘 뛸 수 있습니다. 반대로 그 느낌에 혼란이 오면 어지럽겠지요.

우리 몸에서 그 느낌을 감지해 주는 기관이 귓속의 '전정기관'입니다. 물론 전정기관이 평형을 잡아주는 일을 단독으로 하는 것은 아닙니다. 눈으로 들어오는 '시각', 팔다리를 통해서 들어오는 '체성감각'이 함께 작동하고, 이것이 뇌에서 합쳐져 총체적인 기능을 하게 되는데요, 우리는 이것을 인체의 '평형감각'이라고 합니다. 즉, 우리가 잘 걷고, 잘 뛰고, 넘어지지 않게 하는 인체의 평형감각에 이상이 생겼을 때 어지럽다고 느끼는 것입니다.

평형감각 기관에 이상이 생기는 각종 질병은 어떤 연령에서든 다 생길 수 있습니다. 단지 나이가 들면 더 자주 걸리게 되고 치료에 어려움을 겪는 것뿐입니다. 어지럼의 흔한 원인인 이석증이나 전정신경염의 진단과 치료 역시 젊은이나 노인이나 특별히 다르지 않습니다. 단지, 노년기에 더 신경 써야 하는 부분은 어지럼으로 일상생활에 불편함이 있는데도, 검사에서 이상 소견이 없고 특정 진단을 내리기 어려운 경우가 많다는 점입니다.

최근 어지럼을 연구하는 의사들은 이에 대한 진단명으로 '노인성 평형장애' 또는 '노인성 전정장애'라고 이름 붙이고, 이를 해결하고자 많은 노력을 기울이고 있습니다.

나이가 들면 왜 어지럼이 생기나요?

어지럼은 연령과 무관하게 우리가 가장 흔하게 겪는 증상입니다. 60세 이상 연령의 삼분의 일 정도가 노년기 어지럼을 겪고, 일상생활에서 겪는 불편함도 큽니다.

전체 연령에 걸쳐 가장 흔한 어지럼의 원인인 전정신경염, 이석증, 메니에르병 등 전정질환도 60세 이상이 되면 발생빈도가 증가하며, 기립성저혈압을 포함한 뇌 혈액순환 문제와 뇌졸중도 고령이 되면서 생기기 쉽습니다. 그리고 이처럼 명확한 원인에 대한 치료는 노인이라고 해서 특별히 다르지는 않습니다.

다만, 고혈압이나 심장병 등 기저질환을 흔하게 가지고 있는 노인에서 어지럼 질환이 더 자주 발생할 수 있습니다. 이러한 기저질환 치료를 위해 복용하는 여러 가지 약물이 어지럼의 원인이 되거나 악화시키는 역할을 할 수도 있습니다. 또한, 노인에서 더 쉽게 겪는 정신적, 육체적 스트레스와 수면장애도 어지럼의 원인이 되며, 어지럼 증상을 악화시키는 방아쇠 역할을 할 수 있습니다(그림 13-1).

고혈압으로 혈압강하제를 복용할 경우에 기립성어지럼의 원인이 될 수 있습니다. 이는 갑자기 일어서는 동작처럼 일시적으로 뇌쪽 혈액의 흐름이 낮아지는 상황에서 심혈관계의 대응이 늦어지는 경향이 있기 때문입니다. 따라서 혈압약을 복용하기 시작하거나, 새로운 혈압약을 복용하거나, 용량을 늘린 후 어지럼이 발생했다면 목표 혈압을 다시 관리하고 약물을 처방한 의사와 다시 상담해야 할 필요가 있습니다.

앞에서 언급한 바와 같이, 우리 몸의 평형감각은 귀, 눈, 팔다리와 몸통의 근육을 통해 들어온 정보를 뇌가 통합해 기능하도록 합니다. 따라서 한 곳에 병이 생겨 어지럼을 겪을 수도 있지만, 한편으로 각각의

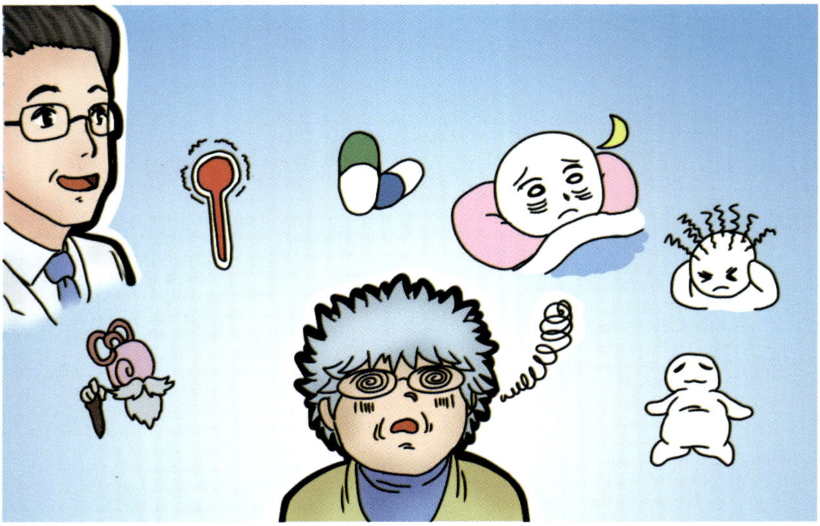

그림 13-1 노인성 평형장애

기능이 조금씩만 떨어진 경우에도 증상을 일으킬 수 있습니다.

어지럼을 가진 노인에서 검사를 했는데 결과가 '정상범위'라고 판정되는 경우입니다.

노인은 젊은 사람과 비교했을 때 상대적으로 평형기능을 담당하는 뇌 기능이 저하되어 있으며, 그 자체가 어지럼의 원인이 될 수 있습니다. 즉, 뇌 기능 저하로 어지럼에서 회복하는 메커니즘인 중추보상을 충분히 하지 못하기 때문에 어지럼병에서 회복이 잘 안 되는 것입니다. 이는 다시 삶의 질을 떨어뜨리고 심리적으로도 어지럼을 악화시키는 문제로 이어질 수 있습니다.

어떻게 대처해야 하나요?

어지럼 대책은 노인도 젊은이와 마찬가지로 그 원인에 대한 대응이 우선되어야 합니다.

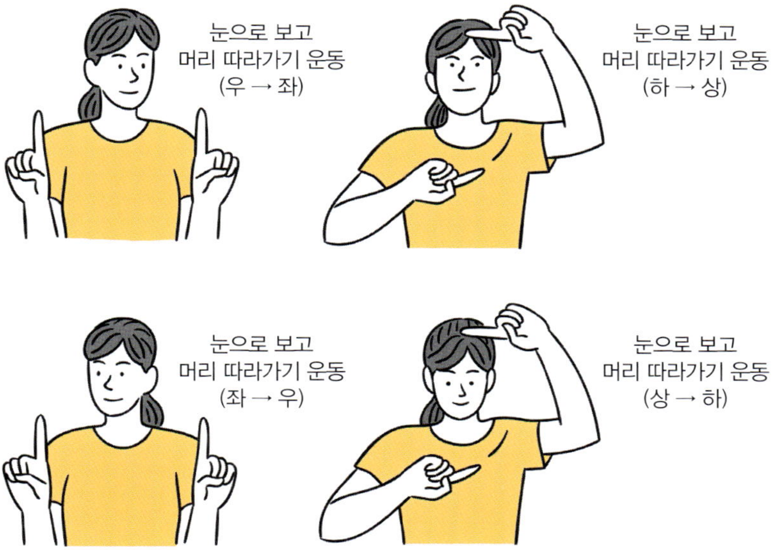

그림 13-2 전정재활운동 예시

다만 노인 어지럼에서는 고려해야 점이 몇 가지 있는데요. 어지럼의 원인이 특정 기관의 장애에 의한 것이 아닌 경우가 많다는 점, 평형기관의 문제가 아니라 동반한 전신질환이나 약물 같은 주변 요인이 원인인 경우가 흔하다는 점, 동반한 근골격과 관절 질환으로 인해 회복을 위한 전정운동이 어려울 수 있다는 점입니다.

노인 어지럼 치료에 있어 가장 중요한 것은 '전정운동'입니다. 이때 환자의 평형기능 상태에 따라 의사가 판단하고 프로그램을 짜서 제공하는 '맞춤전정운동'이 있습니다(그림 13-2).

맞춤전정운동은 특별히 '치료'라고 하기보다는 일어서서 걷고, 고개를 돌리고, 바라보며 시선을 움직이는 모든 운동이 효과를 볼 수 있기 때문에 일종의 생활지도와 재활운동에 가깝다고 할 수 있습니다.

노인 어지럼을 치료할 때는 어지럼에 대응하는 자세가 중요합니다. 우리가 보통 어디를 다치면 가능한 한 그곳을 사용하지 않는 방법으로 빠른 회복을 돕는데요, 어지럼은 그 반대로 어지럼을 일으키는 동작을 자꾸 해야 합니다. 즉, 회복을 위해서는 가만히 있을 때보다 움직일 때 더 어지럼이 나타나는데도 불구하고 더 많이 움직여 주어야 합니다. 이는 상당히 본능과 직관에 반하는 행동이니만큼 지식으로 알고 노력으로 실행해야 가능한 일입니다. 나이 탓이려니 하고 가만히 있지 말고 본인의 증상에 대한 이해를 바탕으로 더 적극적으로 움직이며 치료하겠다는 마음 자세가 중요합니다.

이 글을 통해서 본인이나 가족이 어지럼으로 고생하고 있는 분들께 도움이 되었으면 좋겠습니다.

14

스트레스로 인한 심인성 어지럼

가톨릭대 **서재현**

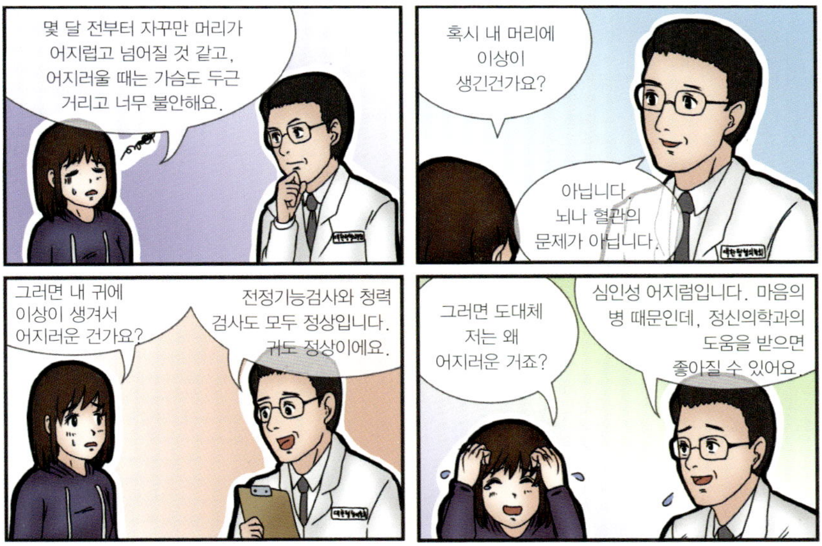

원인 모를 어지럼 때문에 오랜 기간 고생하고 있는데도 불구하고, 병원에서 전정기능 검사와 평형기능검사는 물론 영상의학 검사까지 받아봐도 특별한 이상이 발견되지 않는 경우가 있는데요, 이런 경우 심리적 요인에 의한 심인성 어지

럼을 의심해볼 필요가 있습니다. 지금부터 심인성 어지럼은 어떤 질병이며 어떻게 치료하는지 알아보도록 하겠습니다.

스트레스에 의해서도 어지럼이 생길 수 있나요?

스트레스란 우리 몸의 평형을 깨뜨릴 수 있는 외부 자극을 통칭하는 말입니다. 사전적 의미로는 적응하기 어려운 환경이나 조건에 처했을 때 느끼는 심리적 신체적 긴장 상태를 가리키는데요, 복잡하고 불규칙하며 빠르게 변하는 환경에 노출된 현대인들은 과거보다 더 많은 스트레스를 받으며 살아가고 있습니다. 이러한 스트레스가 원인이 되어 여러 가지 증상이 나타날 수 있는데요. 대표적인 증상이 두통, 소화불량, 수면장애, 무기력감 등과 어지럼입니다.

스트레스로 인한 어지럼은 빙글빙글 도는 느낌의 어지럼과 달리 '머리가 텅 비거나 멍하다', '정신이 아득해지면서 기절할 것 같다', '중심을 잃고 쓰러질 것 같다' 등 다양하면서도 모호한 느낌으로 나타납니다.

스트레스로 인한 어지럼은 어떤 특징을 보이나요?

어지럼 진단 중에 '심인성 어지럼'이라는 것이 있습니다. 과거에는 정신생리적 어지럼, 정신과적 어지럼, 정신성 어지럼, 기능성 어지럼 등의 용어로 혼용되었으나, 최근에는 심인성 어지럼으로 진단하고 있습니다.

심인성 어지럼은 주기적이고 만성적인 어지럼을 느끼는 환자가 병원에서 여러 가지 검사를 시행해도 어지럼의 원인이 될만한 신체적인 이상이 없는 경우에 진단하는데요, 특징적 증상은 어지럼이 회전성 어지럼이나 균형 이상을 보이는 것이 아니라, 머리가 맑지 않고 멍하거나 붕 떠 있으면서 어찔어찔하고 중심을 잡지 못할 것 같은 애매한 느낌으로 나타납니다. 이런 경우 심인성 어지럼일 가능성이 있으므로 어지럼 클리닉 전문가나 정신의학과 전문의와 상담이 필요합니다.

만성 어지럼 환자 중 심인성 어지럼이 차지하는 비율이 상당히 높은데요, 전체 어지럼 환자의 삼분의 일에서 절반 정도가 심인성 어지럼이라는 보고가 있을 정도로 매우 흔한 질환입니다. 특히 젊은 여성에서 많이 발생한다고 알려져 있습니다.

심인성 어지럼을 동반하는 정신과 질환이 있나요?

심인성 어지럼을 유발하는 정신과적 질환으로는 공황장애, 광장공포증, 우울증, 과호흡증후군, 신체형장애, 외상후 어지럼 등이 흔한 것으로 알려져 있습니다.

다음은 공황장애로 인한 심인성 어지럼 환자의 사례입니다.

공황장애와 심인성 어지럼

32세 여성 환자가 운전 중에 갑자기 발생한 어지럼증과 가슴 두근거림으로 응급실에 방문했습니다. 환자는 눈앞의 사물이 흔들리는 것 같고, 쓰러질 것 같은 어지럼과 함께 죽을 것 같은 불안감과 공포심이 들었다고 했습니다. 가슴이 답답하고 두근거림이 심해져서 갓길에 차를 세우고 20분가량 쉬었더니 상태가 조금 나아졌고, 병원으로 올 수 있었다고 했습니다.

응급실을 방문한 이 환자는 한 달 전에도 운전 중에 어지럼을 느낀 적이 있으며, 최근 들어서는 운전할 때 어지럼으로 사고가 날지도 모른다는 불안감까지 든다고 했습니다. 그러나 신경학적 검사와 어지럼증에 대한 신체 진찰 결과는 이상 소견 없이 모두 정상으로 나왔고, 어지럼에 대한 비상약만 처방했습니다.

환자는 이후 신경과 어지럼클리닉에서 신경학적 신체검사 및 자율신경계검사는 물론, 이비인후과 어지럼클리닉에서 시행한 전정기능검사에서도 모두 정상으로 나왔습니다. 하지만 검사 결과와 달리 운전할 때 여전히 이따금 어지럼과 불안 증상이 발생했습니다. 문제 해결을 위해 어지럼클리닉 전문의의 조언에 따라 정신건강의학과의 진찰을 받은 결과 공황장애라는 진단을 받게 되었습니다.

이에 공황장애에 대한 심리교육과 약물치료를 시행했으며, 그로부터 3개월이 지난 후에는 운전할 때 느끼던 불안감과 어지럼증이 모두 사라졌습니다.

공황장애 이외에도 심인성 어지럼을 유발하는 다양한 정신과적 장애가 있는데요. 심인성 어지럼을 유발하는 정신과적 질환에 대한 국내와 외국의 연구결과에 약간의 차이가 있습니다. 외국의 연구에서는 심인성 어지럼을 유발하는 가장 흔한 정신과적 장애가 공포장애와 불안장애이고, 그다음으로 해리장애, 우울증 및 신체화장애라고 보고되었습니다. 반면 국내 연구 결과는 신체화장애가 가장 흔하고 불안장애와 우울증이 그 다음을 차지했습니다.

빙글빙글 도는 느낌의 어지럼증이 아닌 경우는 모두 심인성 어지럼인가요?

어지럼은 개인의 느낌이나 과거 경험 등에 따라 다양하게 표현될 수 있습니다. 따라서 어지럼의 양상만으로 다른 기질적인 병이 아니라 심인성 어지럼이라고 단정할 수는 없습니다.

어지럼클리닉을 방문하면 정확한 진단을 위해 전정기능검사와 평형기능검사를 하게 되고, 필요한 경우에는 영상의학검사도 받게 됩니다. 이러한 검사 결과에서 환자의 어지럼을 설명할 만한 신체질환이나 전정계의 이상이 없는데도 계속 어지럼을 느낀다면 심인성 어지럼의 가능성을 고려할 수 있습니다.

하지만 환자의 병력 청취에서 비회전성이면서 모호하게 표현되는 어지럼을 주기적, 만성적으로 호소하면서 전정기능검사와 신경학적 검사에서 모두 정상일 때도 다른 기질적 질환을 완전히 배제할 수는 없습니다. 편두통성 어지럼이나 일과성 허혈발작, 초기 메니에르병 같은 경우에도 심한 어지럼 발작 없이 주기적으로 어지럼을 보일 수 있기 때문입니다. 또한, 이러한 기질적 원인의 어지럼에서 불안이나 우울증 등을 동반할 경우 심인성 어지럼으로 오인될 수도 있으므로 주의가 필요합니다.

심인성 어지럼 진단은 어떻게 하나요?

심인성 어지럼이 상당히 흔하다는 것은 잘 알려져 있지만, 확진할 방법이 없고 통일된 진단기준이 존재하지 않는다는 문제가 있습니다.

일반적으로 어지럼 환자가 호소하는 증상이 모호하거나 신체 진찰 소견과 다를 때에 심인성 어지럼을 의심하게 됩니다. 예를 들면 환자는 자세가 불안정하고 쓰러질 것 같다고 호소하는데 신경학적 검사에서는 사지와 신체의 균형이 잘 유지되는 것으로 나타나거나, 환자가 자주 쓰러지더라도 실제로 넘어져서 다친 경우가 없는 경우에도 심인성 어지럼으로 진단할 수 있습니다.

심인성 어지럼을 의심해야 하는 경우

1. 어지럼의 양상이 구체적이지 않으며 모호하다.
2. 어지럼의 원인이 될 만한 결정적인 신체적 질병이 없다.
3. 감정적 스트레스가 심하며, 불안하거나 공포상태에 있다.
4. 과호흡으로 어지럼이 유발된다.

어지럼 때문에 불안증이 생기는 경우도 있나요?

여러 가지 원인 질환에 의한 어지럼으로 고생한 환자는 종종 이차적 증세로 불안증이나 우울증이 발생할 수 있습니다. 이런 경우에는 어지럼의 원인이 되는 질환을 치료한 이후에 불안증이나 우울증에 대한 치료를 병행하는 것이 좋습니다.

반면에 심인성 어지럼은 정신과 질환에 의해 어지럼이 발생하는 것이므로 환자의 주된 증상이 어지럼이라 하더라도 정신과 질환 치료에 목표가 맞추어져야 합니다.

심인성 어지럼은 어떻게 치료하나요?

심인성 어지럼의 일반적인 치료에는 어지럼증에 대한 공포를 줄여주는 정신치료, 행동치료와 약물치료가 필요합니다. 이런 경우에는 어지럼 클리닉 전문가뿐만 아니라 정신건강의학과 전문의와의 협진이 바람직합니다.

일반적으로 항불안제나 항우울제 등의 약물치료를 시행하는데, 환자의 반응 정도에 따라 치료 기간이 달라집니다. 투약 기간은 보통은 3개월에서 6개월가량이며, 행동치료, 정신치료와 병행합니다. 최근 항불안제 및 항우울증제 투여가 부담스러운 환자에게, 부작용이 적은 생약제제의 하나인 세인트존스워트라는 허브식물 추출물도 처방되고 있습니다.

주의할 점은, 무분별한 향정신성 약물 사용은 오히려 귓속 전정계 기능과 중추 전정계의 적응 기전을 방해해 어지럼이 만성화할 수 있습니다. 따라서 적당한 약물 사용을 통해 증상이 완전히 개선된 이후에는 약물을 중단하는 것이 좋습니다.

15

어지럼의 또 다른 얼굴 '기립어지럼'

계명대 김현아

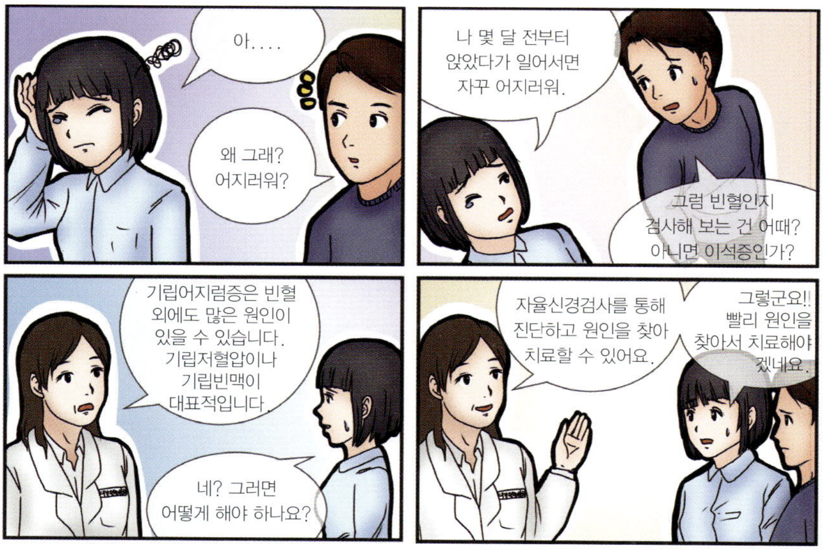

누워 있거나 앉아 있다가 일어설 때 발생하는 어지럼을 '기립어지럼'이라고 합니다. 환자들은 이때의 증상을 어지럽다, 눈앞이 컴컴하다, 머리가 띵하다, 피곤하다, 졸린다, 생각이 잘 안 난다, 기운이 빠진다 등으로 다양하게 표현하는데요, 이러한 현상이 일어설 때 발생한다는 사실을 인식하기 쉽지 않아 진단도 쉽지

않습니다. 기립어지럼은 과연 어떤 질병이며 어떻게 대처해야 하는지 알아보겠습니다.

기립어지럼의 원인은 무엇인가요?

기립어지럼의 원인은 일어설 때 혈압이 떨어지는 기립저혈압과 맥박이 올라가는 기립빈맥이 대표적입니다.

기립저혈압은 기립 시에 수축기 혈압이 20 mmHg 이상 떨어지는 증상을 말합니다. 누워 있을 때보다 앉거나 일어서면 혈압이 떨어지고, 뇌로 가는 혈류가 줄어들면서 어지럼을 느끼게 됩니다. 기립저혈압은 노인에게서 특히 잘 발생하는데, 이는 노화에 따른 혈압의 자율신경계 조절 이상 때문입니다. 일반적으로 우리 몸은 기립 상태에 따라 혈압을 조절하게 되어 있습니다. 하지만 나이가 들면 심혈관계의 자율신경에 변화가 생기면서 자세가 바뀌는 상황에 대한 혈관 반응이 느려지게 됩니다. 또, 탈수 현상도 쉽게 오고, 혈압약이나 전립선약 같은 약물도 복용하게 되며, 급격한 체중 감소가 발생하기도 합니다. 이런 경우 기립저혈압이 쉽게 발생합니다. 척수 손상, 뇌경색, 뇌출혈, 약물복용, 파킨슨병이나 다발계 위축증 같은 퇴행성 질환이나 당뇨병이 있을 경우 자율신경 이상이 더욱 자주 발생하게 됩니다.

기립빈맥은 젊은 층에서 자주 발생합니다. 기립빈맥은 눕거나 앉아있다가 일어날 때 맥박이 분당 30회 이상 증가하거나 분당 120회 이상이 되면서 다양한 증상이 발생합니다. 기립빈맥을 가진 환자들은 평소에 조금만 활동해도 쉽게 피곤을 느끼며, 어지럽고 머리가 아픈 증세를 호소하기도 합니다. 이러한 증상들은 갑작스러운 자세 변화나 기립뿐 아니라 운동, 열, 음식, 약물 복용에 의해 심해질 수 있습니다. 기립빈맥은 생활 패턴을 바꾸고 운동 치료와 약물 치료를 병행하면 90% 이상 증상이 호전될 수 있어 정확한 진단과 치료가 중요합니다.

기립어지럼이 있을 때는 어떻게 해야 하나요?

기립어지럼이 있으면 잘 넘어지고, 심한 경우 의식을 잃고 실신하면서 골절을 입을 수도 있어 특히 주의가 필요합니다. 기립어지럼 증세가 있다면 자율신경검사를 통해 기립저혈압인지 기립빈맥인지 확인하고 동반된 자율신경 이상이 있는지 확인해야 합니다. 또, 숨어있는 당뇨병이나 파킨슨병 등을 찾아내거나 이미 복용하고 있는 약물을 조절하는 것이 중요합니다. 기립어지럼을 느끼면 즉시 그 자리에 앉거나 눕는 것이 좋습니다.

약물 복용이나 다른 일시적인 상황에 의한 기립저혈압, 젊은 층에서 자주 발생하는 기립빈맥은 치료 효과가 좋은 편입니다. 그러나 심한 자율신경 이상을 동반한 기립저혈압은 치료가 쉽지 않을 수 있습니다. 기립어지럼 치료 과정에 오히려 고혈압이 유발되어 심혈관 문제나 신장 기능을 떨어뜨리는 경우도 있으니 전문가에게 치료를 받는 것이 필요합니다.

어지럼 전문가들이 쉽게 알려주는 **어지럼증 바로알기**

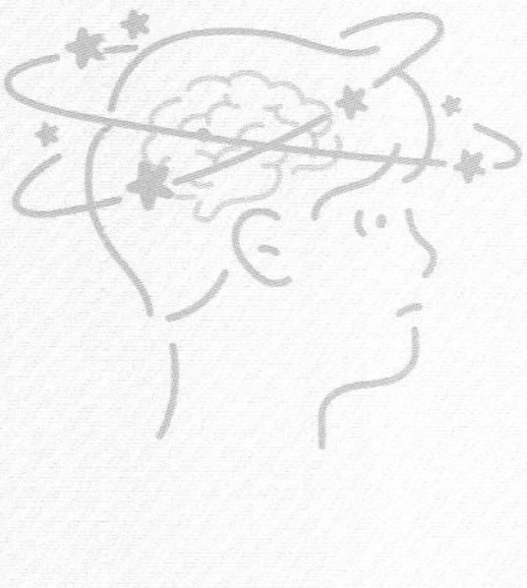

16

갑자기 어지럼이 생겼을 때 어떻게 해야 하죠?

을지대 **이호윤**

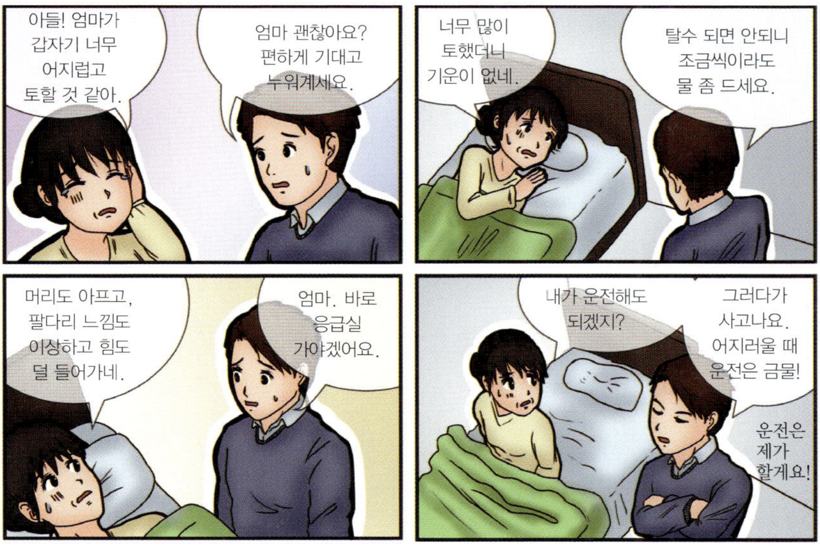

평소에 당뇨, 고혈압, 고지혈증 같은 만성 질환이 있으면서 어지럼이 계속될 때, 어지럼과 함께 심한 두통, 청력 저하가 동반되었다면 바로 병원을 방문하셔야 합니다. 또한, 팔다리에 힘이 빠지거나, 감각이 이상하고, 말이 어눌해지거나 시

야 변화가 생기면 영상의학적 검사가 필요할 수 있습니다. 다음은 갑작스러운 어지럼이 찾아왔을 때 대처 방법에 대해 알려드리겠습니다.

앉거나 편하게 기댄 자세를 취하세요

어지럼을 느낄 때는 앉아 있거나 누워서 쉬는 것이 좋습니다. 한쪽을 바라보고 옆으로 누웠을 때 더 편하다면 그 자세를 유지하시면 됩니다.

충분한 수분 섭취가 필요합니다

만약 어지럼과 함께 구역을 느낀다면, 탈수를 방지하기 위해 물을 조금씩 자주 마시는 것이 좋습니다. 나이와 체중 등 몸 상태에 따라 다르지만 보통 하루에 2 ℓ 정도의 수분 섭취를 권장합니다.

자세를 바꾸거나 걸을 때도 천천히

어지럼을 느낄 때는 갑자기 움직이는 것을 피해야 합니다. 누워 있다가 일어날 때 어지럽다면, 평소보다 천천히 일어나는 것이 좋습니다. 이때, 균형을 잡기 위해서 의자나 탁자 등 안정감을 줄 수 있는 주변 도구를 활용하고, 평소보다 천천히 일어나도록 합니다.

또한, 걸을 때도 천천히 조심스럽게 걸어야 합니다.

지팡이를 활용하거나, 주변 사람에게 도움을 청하세요

평소 어지럼 증세를 느낀다면 지팡이를 활용할 것을 권합니다. 지팡이를 이용하면 일어서거나 이동할 때보다 더 안정감이 생기며, 낙상 방지에도 도움이 됩니다. 계단을 올라가거나 내려갈 때는 손잡이를 잡으실 것을 권합니다. 또한, 혼자 상황을 해결하려고 하는 것보다 지지

해줄 수 있는 다른 사람의 도움을 받는 것이 더 안전합니다.

운전이나 등산, 위험한 기계 조작은 금물입니다

회전성 어지럼증이 있으면 커브 길에서 고속으로 달릴 때 운동감이나 시공간에서의 위치 감각 저하로 사고가 나기 쉽습니다. 평소에도 예고 없이 현기증을 느끼는 환자라면 교통 체증 상황에서 브레이크 조작 실수나 가속 페달 조작 실수로 사고를 유발할 수 있습니다. 이러한 이유로 유럽에서는 메니에르병, 전정 편두통, 양측성 전정기능장애 및 공포성 체위 현훈이 있는 경우, 운전면허를 일정 기간 제한하고 있습니다.

또한, 어지럼이 있는 사람이 높은 곳에 올라가면 자세 불안정이나 불안감 악화로 낙상 위험이 있으니 주의하셔야 합니다.

주위 환경을 바꾸세요

어지럼을 최소화하려면 지나치게 밝은 빛이나 시끄러운 소리처럼 스트레스를 유발할 수 있는 환경은 피하시는 것이 좋습니다. 전기 코드가 바닥에 노출되어 있거나, 양탄자 또는 작은 탁자 등 넘어지게 할 수 있는 모든 것들도 안전하게 정리하셔야 합니다.

급성기 어지럼일 경우에는 슈퍼마켓, 쇼핑센터 등 시각적으로 어수선한 장소는 피하는 것이 좋습니다. 시선을 여기저기 움직이다 보면, 시각 자극에 의해서 어지럼이 더 악화할 수 있기 때문입니다.

약을 새로 처방받으셨나요?

최근에 약물을 처방받거나 용량을 변경한 뒤 어지럼이 발생했다면, 이를 처방한 의사와 상의하셔야 합니다. 의사의 도움을 받아 약물에 의한 부작용 가능성을 확인하고, 약을 바꾸거나 용량을 줄이면 어지럼 예방에 도움이 될 수 있습니다.

어지럼 전문가들이 쉽게 알려주는 **어지럼증 바로알기**

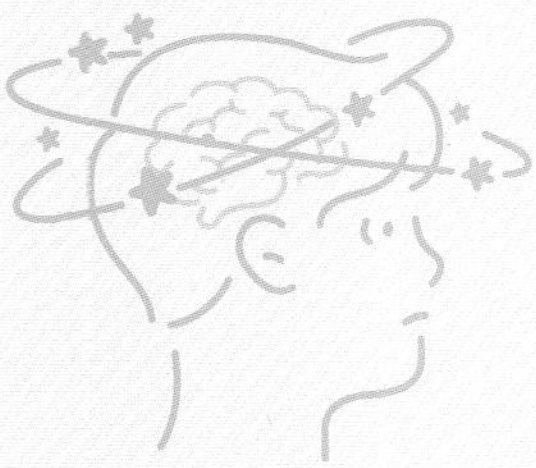

17

어지럼 환자를 위한 전정재활치료

경상대 안성기

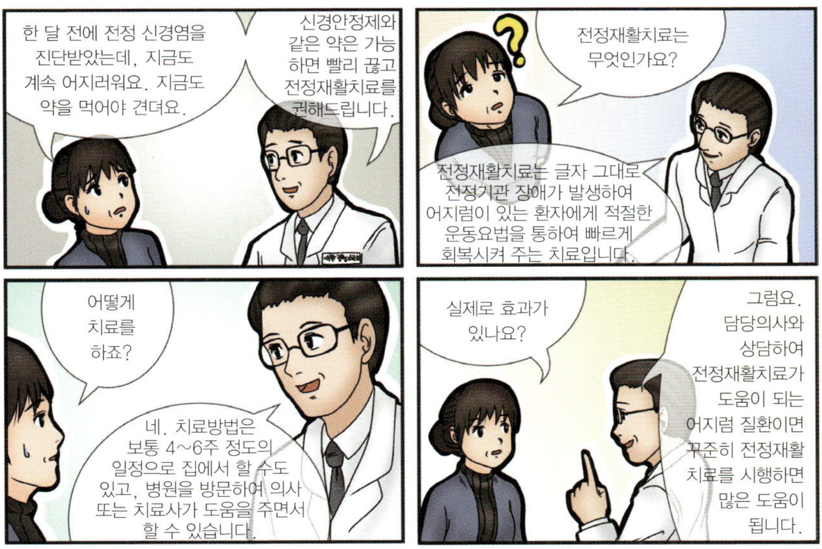

전정재활치료는 적절한 운동요법으로 전정보상을 빠르게 해 어지럼을 줄이고, 목표물을 집중해서 볼 수 있도록 주시 안정을 높이는 치료법인데요, 어지럼 환자의 자세와 보행을 안정시켜 넘어지지 않게 하고, 낙상 위험도를 줄임으로써

환자의 독립적인 일상생활을 돕기 위해 만들어진 전정재활치료에 대해 알아보도록 하겠습니다.

전정재활치료는 언제 시작되었나요

전정재활치료는 전정기관 장애 환자가 빠르게 회복하도록 도움을 주는 운동요법입니다. 이 치료법은 1940년대에 활동한 이비인후과 의사 코돈(*Cawthorne*)과 물리치료사 쿡시(*Cooksey*)에 의해 처음 만들어졌는데요, 이들은 일측 전정장애와 뇌진 환자를 관찰하던 중 활동적이고 머리를 많이 움직일 때 회복이 더 빠르다는 사실에 주목하게 되었습니다. 이후 두 사람은 전정기관 장애 환자의 치료를 돕기 위해 머리, 몸, 눈을 움직이는 운동법을 고안했는데요, 이때부터 전정재활치료가 시작되었습니다.

국내에서는 1990년대 이후에 이러한 치료법에 기반을 둔 전정재활치료가 시작되어 현재에 이르고 있습니다.

전정재활치료는 모든 어지럼 질환에 다 효과가 있나요?

모든 어지럼 질환에 전정재활치료를 적용하지는 않습니다.

전정재활치료를 적용하는 증세는 다음과 같습니다. 보상이 완전히 이루어지지 않아 어지럼을 호소하는 말초성(이비인후과 영역의 질환들) 또는 중추성(신경과 영역의 질환들) 전정장애, 교통사고나 낙상 등으로 인한 외상 이후에 발생한 어지럼, 양측성 전정장애, 어지럼을 담당하는 신경인 전정신경 절제술 이후 어지럼이 발생한 경우 등입니다. 노인성 어지럼도 전정재활치료를 통해 균형 감각 향상을 도울 수 있습니다.

반면, 메니에르병은 일반적인 활동성인 경우에는 전정재활치료를 적용하지 않습니다. 다만 비활동적으로 고정된 경우이면서 전정장애로 인한 어지럼이라면 메니에르병도 전정재활치료가 도움이 됩니다.

어지럼의 가장 흔한 원인 중 하나인 이석증(양성돌발성 두위현훈) 치료도 넓은 의미에서 보면 전정재활치료법 중 하나로 생각할 수 있는데요. 그러나 이석증 치료는 이석을 원래 자리로 보내는 이석정복술이 주된 치료법이며, 여기서 다루는 전정재활치료와는 다른 개념의 치료법입니다.

전정재활치료 방법과 종류에는 어떤 것이 있나요?

전정재활치료 유형은 크게 두 가지로 나눌 수 있습니다.

첫째, 일반적 치료인 '기성치료'입니다. 기성치료는 전정재활치료가 필요한 모든 환자에게 동일하고 일률적인 운동 방법을 적용하는 것인데요. 이 운동 요법은 머리, 눈, 몸을 움직여 평형감각을 자극하고, 단순한 운동부터 점차 복잡해지도록 하는 순서로 구성됩니다. 기성치료의 장점은 비교적 쉽고 비용이 적게 든다는 점입니다.

기성치료의 대표적인 사례로 코돈-쿡시 운동요법을 들 수 있는데요. 코돈-쿡시 운동요법의 구체적인 방법은 다음과 같습니다.

코돈-쿡시(*Cawthorne-Cooksey*) 운동요법

1. 누운 상태에서
   - A. 안구운동을 하는데요, 처음에는 느리게 하다가, 점점 빠르게 합니다.
     - i. 위, 아래로; 좌우 눈을 움직입니다.
     - ii. 얼굴에서 90 cm 떨어진 거리에서 손가락을 뻗고 좌우로 30 cm 손가락을 천천히 움직이며 손가락을 바라봅니다.

B. 머리운동을 하는데요, 처음에는 느리게 하다가, 점점 빠르게, 나중에는 눈을 감고 합니다.

i . 앞으로 숙이고, 뒤로 숙이고; 좌우로 돌립니다.

2. 앉은 자세에서

A. 누운 상태에서 안구운동, 머리운동을 반복합니다.

B. 어깨를 으쓱거리고 돌리기.

C. 앞으로 숙여서 바닥에 놓인 물건 줍기.

3. 선 자세에서

A. 누운 상태에서 앉은 자세에서의 운동을 모두 시행합니다.

B. 눈을 뜨고 앉은 자세에서 일어섭니다. 다음에는 눈을 감고 앉은 자세에서 일어섭니다.

C. 한 손에서 다른 손으로 공을 던집니다. 이때 눈높이보다 높이 던져서 받도록 합니다.

D. 무릎 아래에서 한 손으로 다른 손으로 공을 주고받습니다.

4. 움직이며 시행하는 운동

A. 방을 가로질러 걷습니다. 처음에는 눈을 뜨고 걷다가 다음에는 눈을 감고 걷도록 합니다.

B. 경사진 곳을 오르내립니다. 처음에는 눈을 뜨고 경사진 곳을 오르다가, 다음에는 눈을 감고 오르도록 합니다.

C. 계단을 오르내립니다. 처음에는 눈을 뜨고 계단을 오르내리다가, 다음에는 눈을 감고 하도록 합니다.

D. 몸을 구부렸다가 펴고 눈을 겨냥하는 동작이 포함된 놀이를 합니다. 예를 들면 고리 던지기, 볼링, 농구 등이 있습니다.

둘째, 개인에 맞춘 '맞춤형 치료'입니다. 맞춤형 치료를 진행하기 위해서는 먼저 환자별 상태를 정확히 파악하기 위한 전정기능상태 평가를 진행합니다. 이후 환자의 주된 증상을 바탕으로 적절한 운동요법을 처방하는 조금 복잡한 절차를 거치게 됩니다. 맞춤형 치료 운동은 '주시 안정', '자세와 보행 안정', '일반적 조절' 등 세 가지 영역으로 구성되는데요. 그중 주시 안정 운동기법은 다시 '적응', '대체', '습관화' 운동으로 나누어 치료할 수 있습니다.

대한평형의학회 전정재활치료 대책위원회에서는 2017년 6월, 맞춤전정운동 평가 및 치료 권고사항을 베타버전으로 발표했는데요. 당시 전정재활치료 평가의 권고사항은 환자의 주관적 증상과 검사자의 객관적 진찰을 통해 시행하도록 했습니다. 다음 표는 대한평형의학회 전정재활치료 대책위원회에서 항목별로 제시한 필수평가항목과 권장평가항목입니다.

전정재활치료에 대한 권고평가항목

1. 주관적 증상에 대한 평가
    1) 필수평가항목
       전정진단 척도(*vestibular visual analogue scale*)
       전정장애 척도(*disability scale*)
    2) 권장평가항목
       어지럼 장애 척도(*dizziness handicap inventory*)
       활동별 균형자신감 척도(*activities-specific balance confidence*)
       전정질환 일상활동 척도(*vestibular activity of daily living*)
       동작민감도지수(*motion sensitivity quotient*)

2. 전정안반사, 자세 불안 및 보행에 대한 진찰 평가

1) 전정안반사

(1) 기본평가항목

시고정이 있는 상태의 자발안진

시고정이 없는 상태의 자발안진

방향전환주시유발 안진(*gaze-evoked nystagmus*)

두부충동 검사(*bedside head impulse test*)

(2) 세부평가항목

동적 시력 검사(*dynamic visual acuity test*)

두진 후 안진(*head-shaking nystagmus*)

2) 자세 및 보행

(1) 기본평가항목

롬버그 검사(*Romberg/Sharpened Romberg test*)

기능적 팔 뻗기 검사(*functional reach test*)

직선 보행 검사(*straight walking test*)

(2) 세부평가항목

후쿠다 검사(*Fukuda test*)

일어서서 걷기 검사(*timed up and go test*)

동적 보행지수(*dynamic gait index*)

버그평행척도(*Berg balance scale*)

이와 함께 맞춤전정운동에 대한 치료 권고사항도 제시했는데요, 맞춤전정운동이란 치료 시점마다 개인의 상태를 평가하여 전정재활운동을 처방하고 수정하며, 치료과정을 모니터링하는 방법입니다. 따라서 맞춤전정운동 계획은 평가 중에 알게 된 문제 요인과 진단, 병력을 종합

적으로 판단해 문제 지향적 접근방법을 수립해야 한다고 권하고 있습니다.

다음은 증상과 진단에 따라 두 가지로 나누어 본 운동요법입니다.

우선 증상에 따른 전정맞춤운동요법인데요, 첫째, 움직일 때 어지럽고 상이 흐르게 보이는 경우에는 적응을 유도하기 위해 주시안정운동을 시행합니다. 둘째, 머리를 움직이는 동안 어지럼이 악화하는 경우는 습관화 운동을 시행합니다. 셋째, 환자가 일어서거나 걸을 때 어지럽다고 하면 자세안정운동을 시행합니다. 넷째, 환자가 심한 어지럼을 겪다가 호전되었으나, 움직이려고 하지 않는 경우에는 일반적 조절 운동으로 걷기부터 조깅, 자전거 타기, 에어로빅 등을 나이와 체력에 맞게 권유하도록 합니다.

다음은 진단에 따른 전정맞춤운동요법입니다. 첫째, 수술 직후 또는 발병 직후인 일측 급성 말초성 전정병증 환자 중 보상이 안 된 경우인데요, 이 경우에는 기성 치료로 시작하면서 증상 호전이 불충분하면 맞춤전정운동을 추가하도록 합니다. 둘째, 발병 후 일정 기간이 지났음에도 보상이 안 되어 증상이 지속하는 안정기 급성말초성 전정병증인 경우입니다. 이때는 적응 및 습관화 운동과 자세 불안정이 발견되면 자세안정운동까지 같이 시행하도록 합니다. 셋째, 양측 말초전정병증의 경우인데요. 이때는 시각-전정 상호작용을 통한 대체 운동과 함께 자세 불안정이 발견되면 자세안정운동요법을 시행할 것을 권하고 있습니다.

전정재활치료는 병원에서만 해야 하나요?

반드시 그렇지는 않습니다.

전정재활치료 방법에는 가정에서 하는 '자가치료' 방법과 병원을 방문해 치료사의 도움을 받는 '치료자 지도식' 방법이 있습니다. 자가치료 방법은 운동요법을 치료사에게 배우고 난 후 각자 집에서 하루에

2~3회, 30분 전 · 후, 4~6주 정도로 반복해 시행합니다. 치료자 지도식 방법은 환자가 병원을 직접 방문해 치료사가 도움을 주면서 치료를 진행하는 방법입니다.

전정재활치료에서 회복을 늦추는 요인은 무엇인가요?

우선 중추신경 억제 작용이 있는 전정기능억제제를 들 수 있는데요. 전정기능억제제는 아주 증상이 심한 경우를 제외하고는 가능하면 빨리 끊는 것이 좋습니다. 또한, 건강염려증, 불안 장애와 같은 정신건강의학과 관련된 동반 질환이 있는 경우에도 전정재활치료에 대한 보상과정을 늦추게 됩니다. 따라서 이에 대한 치료도 병행해야 치료 효과를 높일 수 있습니다. 연령 측면에서는 고령일수록 전정 보상과정이 늦고 불완전하게 진행될 수 있습니다.

전정재활치료는 실제로 효과가 있나요?

전정재활치료를 시행한 임상연구에서 환자의 85%에서 증상이 호전되는 결과를 보였습니다. 운동요법을 통한 어지럼 증상 호전 근거는 의료분야에서 체계적으로 이루어진 과학적 근거를 종합해 가이드라인을 제시하는 코크란 리뷰에서도 확인되었는데요, 만성 말초성 전정장애 환자들을 대상으로 전정재활치료를 시행한 결과 일상생활 활동 및 참여 정도가 전정재활치료를 하지 않은 그룹보다 훨씬 효과가 있는 것으로 나타났습니다.

또한, 2016년 미국물리치료사협회(*American Physical Therapy Association*)의 임상진료지침에서도 급성, 아급성 및 만성기, 일측성 및 양측성 말초성 전정장애를 가진 환자에게서 전정재활치료를 통한 균형

감각 회복, 기능적 회복, 삶의 질 향상, 낙상 위험도 감소 등의 효과를 보였습니다.

처음 전정재활치료를 시작할 때는 환자에게 어지럼을 더 유발할 수도 있는데요, 이때 점차 호전될 수 있다는 자신감을 가지고 치료하는 것이 중요합니다. 모든 어지럼 환자에게 도움을 줄 수는 없더라도, 많은 경우 전정재활치료가 균형 감각을 향상시켜 환자가 더 빠르게 일상생활로 복귀하는 데 도움을 주기 때문입니다.

어지럼 전문가들이 쉽게 알려주는 어지럼증 바로알기

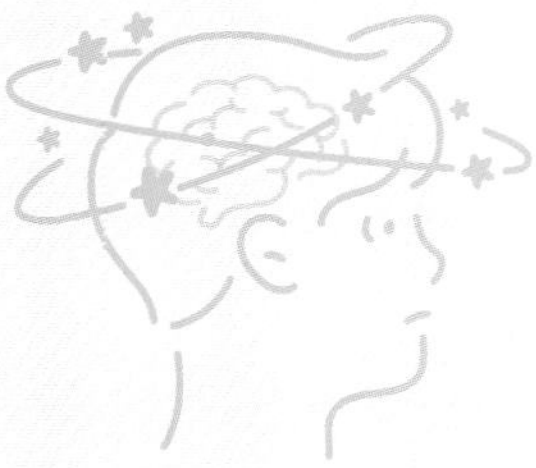

18 어지럼을 예방하거나 재발을 막을 방법이 있나요?

부산대 **최서영**

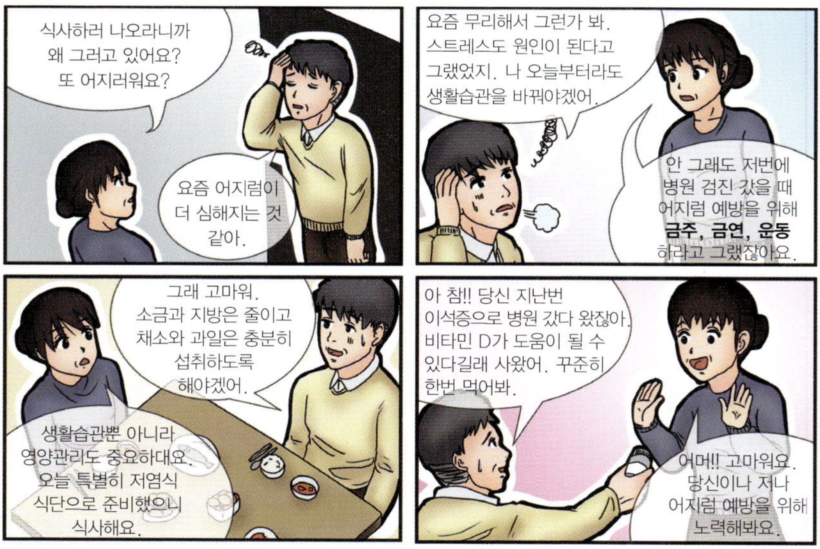
식사하러 나오라니까 왜 그러고 있어요? 또 어지러워요?
요즘 어지럼이 더 심해지는 것 같아.
요즘 무리해서 그런가 봐. 스트레스도 원인이 된다고 그랬었지. 나 오늘부터라도 생활습관을 바꿔야겠어.
안 그래도 저번에 병원 검진 갔을 때 어지럼 예방을 위해 **금주, 금연, 운동** 하라고 그랬잖아요.
그래 고마워. 소금과 지방은 줄이고 채소와 과일은 충분히 섭취하도록 해야겠어.
생활습관뿐 아니라 영양관리도 중요하대요. 오늘 특별히 저염식 식단으로 준비했으니 식사해요.
아 참!! 당신 지난번 이석증으로 병원 갔다 왔잖아. 비타민 D가 도움이 될 수 있다길래 사왔어. 꾸준히 한번 먹어봐.
어머!! 고마워요. 당신이나 저나 어지럼 예방을 위해 노력해봐요.

지금까지 어지럼이 무엇인지, 어지럼의 종류에는 어떤 것이 있으며, 왜 어지럼이 발생하는지, 적절한 대처와 치료 방법은 무엇인지 등에 대해 살펴보았는데요, 끝으로 어지럼을 예방하고 재발을 막을 수 있는 생활습관과 식습관에 대해 알아보도록 하겠습니다.

뇌혈관 질환을 예방하기 위해서는 금연, 금주, 적절한 운동을 해야 합니다

어지럼의 중요한 원인 중 하나는 뇌경색 혹은 뇌출혈입니다. 우리나라에서는 흔히 중풍, 뇌졸중이라고 부르기도 하지요. 이는 뇌혈관 이상으로 뇌세포에 혈액 공급이 되지 않으면서 발생하는 심각한 질환입니다. 비만, 고혈압, 당뇨, 고지혈증이 뇌혈관 건강에 악영향을 미치는 주요 원인으로, 이러한 질환을 예방하려면 약물치료도 중요하지만, 생활습관 교정이 선행되어야 합니다.

우선 담배를 피우지 않는 것이 중요합니다. 장기간 과도한 양의 음주도 뇌졸중의 위험인자입니다. 하루에 한 잔 이하의 음주는 뇌혈관의 건강에 영향을 적게 미칠 수 있다는 연구도 있으나, 소화기계에 미치는 영향을 고려할 때, 술을 마시지 않는 것이 좋겠습니다.

금연, 금주와 함께 일정한 유산소 운동이 필요합니다. 유산소 운동은 하루에 30분 이상, 일주일에 5회 이상 규칙적으로 시행하는 것이 좋습니다. 이때, 자신의 체력보다 강도가 높은 운동은 오히려 해가 될 수 있으니 가볍게 땀이 나는 정도로 하는 것이 좋습니다. 근력 운동은 일주일에 2회 정도로 관절에 무리가 가지 않는 강도로 합니다.

어지럼 예방을 위해서는 스트레스 관리도 중요합니다

스트레스는 편두통성 어지럼, 메니에르병, 심인성 어지럼 증세가 있는 환자에게 어지럼을 유발하는 직 · 간접적 원인이 될 수 있습니다. 심한 어지럼에 대한 불안이 오히려 스트레스로 작용해서 더 어지럽게 만들고, 이런 증상이 악순환을 반복해 만성 어지럼을 유발하기도 합니다. 우울증이나 불안장애가 있는 경우에도 심한 어지럼이 나타날 수 있습니다.

따라서 과도한 스트레스를 피해야 하며, 우울증이나 불안장애가 있다면 적극적인 치료가 필요합니다. 이런 경우 검사를 통해 실제로 정신의학적 문제가 있는지 확인 후 치료를 받는 것이 중요하기 때문에, 병원을 찾아 정확한 진단을 받는 것이 선행되어야 합니다.

뇌혈관 질환을 예방하기 위해서는 영양 관리가 중요합니다

소금 섭취를 줄어야 합니다. 소금은 혈압을 높일 수 있는 대표적 조미료입니다. 소금은 '염화나트륨'이라고도 하며, 염소(60%)와 나트륨(40%)으로 구성되어 있습니다. 이 중 '나트륨'이 짠맛을 냅니다. 섭취한 소금의 양을 확인하고 싶다면 나트륨 양에 2.5를 곱해 주면 소금의 양이 됩니다. 예를 들면 라면 한 봉지에는 나트륨 2,000 mg이 들어 있으며, 이를 소금의 양으로는 계산하면 5 g (5,000 mg)이 됩니다. 이는 세계보건기구(WHO)에서 제시한 일일 소금섭취량 5 g, 나트륨 섭취량 2,000 mg과 같습니다.

소금 섭취를 줄이려면 가능한 한 음식을 싱겁게 먹고, 소금이 많이 들어갈 수 있는 국물이 있는 음식을 줄이는 것이 좋습니다. 우리 사람들이 즐겨 먹는 염장식품인 젓갈류, 장아찌류나 인스턴트음식, 가공식품에도 소금이 많이 포함되어 있습니다.

과도한 지방 섭취 역시 줄여야 합니다. 튀김이나 전 등 기름이 많이 사용되는 음식 대신 찌거나 졸이는 요리를 즐기면 지방 섭취를 줄일 수 있습니다. 또한, 양질의 단백질 섭취가 도움이 되므로, 기름기가 적은 육류와 생선을 일정한 양으로 섭취하는 것이 좋습니다. 불포화지방산이 들어 있는 건강한 지방은 오히려 혈중 콜레스테롤 수치를 감소시킬 수 있다는 연구도 있습니다. 등 푸른 생선, 들기름, 참기름, 올리브기름 등은 불포화지방산이 들어 있는 대표적 음식입니다. 섬유소가 풍부한 채소, 과일을 충분히 섭취하면 혈중 콜레스테롤이나 당 수치를 낮추는 데에도 도움이 됩니다. 단, 과일에는 당이 포함되어 있으므로 당뇨나 비만이 있다면 적당한 양을 먹어야 합니다.

다음은 미국 심장학회와 뇌졸중 학회에서 권장하는 영양 관리 방법입니다.

미국 심장학회/뇌졸중 학회에서 권장하는 13가지 영양 관리 방법

1. 채소와 과일을 충분히 섭취합니다.
2. 식이 섬유질이 풍부한 전곡류를 선택해 섭취합니다. 설탕, 물엿, 시럽 등의 단순 당보다는 복합 당질(콩류, 견과류, 잡곡류, 과일, 채소 등)을 이용하는 것이 좋습니다.
3. 일주일에 최소 두 번 이상 생선을 섭취합니다.
4. 콜레스테롤, 포화지방산, 트랜스지방산이 많이 포함된 식품은 제한합니다.
5. 마가린, 버터의 사용을 자제합니다.
6. 살코기를 선택해 섭취합니다.
7. 유제품은 저지방을 선택합니다.
8. 설탕이 많이 함유된 음료수 섭취를 제한합니다.
9. 짜지 않은 식품을 섭취합니다.
10. 술을 마셔야 할 경우 그 양을 하루 1컵 정도로 제한합니다. 술(알코올)은 열량이 높지만 영양소는 없습니다. 과음은 심각한 육체적, 정신적 퇴보를 가져오며, 뇌졸중 발생을 증가시킵니다.
11. 되도록 외식을 자제하고 외식을 할 때는 메뉴를 고려해서 선택합니다.

12. 튀기기, 볶기 등을 자제합니다.
13. 제품을 선택할 때는 뒷면에 있는 영양 정보를 읽고 선택합니다.

메니에르병을 진단받은 분들은 소금을 적게 먹어야 합니다

아직 확정적인 연구 결과가 나온 것은 아니지만, 영국 국립건강협회나 국제 메니에르협회 등에서는 소금, 카페인, 알코올의 섭취 제한을 첫 번째 치료로 제시하고 있습니다. 특히 소금의 과량 섭취는 뇌졸중, 고혈압에도 영향을 미치므로, 싱겁게 먹는 것이 중요합니다.

메니에르병의 경우 내이의 전해질 성분 변화가 어지럼 발생에 영향을 미칠 수 있다고 알려져 있습니다. 이 중 가장 중요한 것이 나트륨이며, 나트륨은 소금을 구성하는 성분입니다. 즉, 메니에르병 환자는 소금을 많이 섭취하면 어지럼이 잦아질 수 있습니다.

최근의 연구에 의하면, 커피나 콜라 한 잔의 카페인 양이 100 mg이라고 했을 때, 정상인보다 메니에르병 환자들이 하루 커피 1잔 이상의 카페인, 즉 100 mg 이상의 카페인을 더 섭취하는 경향을 보였습니다. 카페인이 어지럼증을 더 많이 유발하는지는 아직 확실하지 않지만 과량의 카페인 섭취는 피하는 것이 좋습니다.

이석증을 예방하려면 비타민 D가 도움이 될 수 있습니다

양성돌발성체위성현훈이라 불리는 이석증은 매우 흔한 말초성 어지럼의 원인이나, 아직 확실한 예방법은 없습니다. 단, 골다공증이 있거나 혈중 비타민 D 수치가 낮을 때 이석증에 더 잘 걸릴 수 있다는 연구가 최근 발표되고 있습니다. 이에 따르면 이석증의 원인이 내이 안 평형기관 안의 '이석'이라는 칼슘 덩어리가 떨어져서 발생하기 때문에, 체내 칼슘과 비타민 D의 대사과정이 영향을 줄 수 있다고 합니다.

비타민 D 복용이 이석증을 완전히 예방할 수 있는지에 대해서는 아직 연구가 부족한 상태입니다. 다만, 국내 여러 대학병원의 신경과 의사들이 힘을 합해서 이석증 환자를 대상으로 비타민 D를 예방적으로 복용했을 때 재발이 줄어드는지에 대한 연구를 세계 최초로 진행하고 있습니다. 이런 노력으로 머지않아 이석증을 예방하고 치료하는 약물 요법이나 식이요법이 개발될 것으로 기대하고 있습니다.

어지럼 전문가들이 쉽게 알려주는

어지럼증 바로알기

첫째판 1쇄 인쇄 | 2019년 7월 8일

지은이 대한평형의학회
발행인 한규철(회장)
편집인 변재용(편찬위원장)
출판사 세종의학
(우) 07711 서울시 강서구 화곡로 111, 6층(화곡3동, 스카이빌딩)
전　화 (02) 2604-5323 | **팩스** (02) 2603-5323
이메일 pjy5322@naver.com
홈페이지 www.sjmedi.com

ISBN: 979-11-89316-08-2 (03510)

정가 15,000원